Markus Hitzler, MBA

Akupressur
&
der Bewegungsapparat

Leitfaden für Trainer, Coaches & Sportler

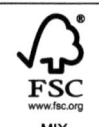

Bibliografische Information der Deutschen Nationalbibliothek:
Die Deutsche Nationalbibliothek verzeichnet diese Publikation in der Deutschen Nationalbibliografie; detaillierte bibliografische Daten sind im Internet über http://dnb.dnb.de abrufbar.

© 2021 Markus Hitzler, MBA

Herstellung und Verlag: BoD – Books on Demand, Norderstedt
ISBN: 978-3-7534-2189-6

Markus Hitzler, MBA (Health-Management)

Prucknergasse 14

3052 Neustift-Innermanzing

Österreich

office@markus-hitzler.at

www.markus-hitzler.at

Ich weise darauf hin, dass in diesem Buch ein komplementäres Gesundheits-System dargestellt wird. Jeder Leser / jede Leserin, wendet die Inhalte dieses Ratgebers auf eigene Gefahr an. Sollten Sie starke Schmerzen haben, die sich nicht bessern bzw. Sie eine schulmedizinische Diagnose benötigen, wenden Sie sich bitte an einen konventionellen Arzt.

Weiter, um die einfachere Lesbarkeit des Buches zu gewährleisten, wird für Personen nur die männliche Form (Leser, Arzt, Klient, Praktiker, usw.) verwendet. Aussagen gelten jedoch gleichermaßen für alle Geschlechter.

Inhaltsverzeichnis

Vorwort

Die gesundheitsorientierte Arbeit mit den Methoden der traditionellen chinesischen Medizin – konkreter mit den Meridianen und deren Akupunktur-Punkten – hält in den westlichen Ländern seit Jahrzehnten ihren Einzug. Dieser Popularität erfreut sie sich mit völligem Recht – sie ist effektiv, kostengünstig und richtig angewandt, auch annähernd nebenwirkungsfrei für den Hilfesuchenden. Aufgrund der jahrzehntelangen Arbeit mit diesem System, können wir allopathisch-medizinisch orientierten Länder, ihre Wirkung mittlerweile rational-wissenschaftlich begründen und die Arbeit mit Akupunktur-Punkten aus dem esoterisch-mystischen Weltbild der alten, traditionellen Naturheilkunden ausgliedern.

Weiter ist die Manipulation der Akupunktur-Punkte auch für den geschulten, medizinischen Laien gut durchführbar, da nicht nur der Nadelstich an den Punkten (ärztliche Tätigkeit), sondern auch u.a. der Fingerdruck, bzw. die Massage der Punkte und das Bekleben der Reflexpunkte mit Cross-Tapes hochwirksam ist.

Während diese Stärke von der mental orientierten Gesundheitspflege bereits seit längerem erkannt wurde und es einige sehr gute Konzepte für Mental-Coaches und -Therapeuten gibt, die auf der Akupressur der TCM-Reflexpunkte aufbauen, so ist der Fokus auf den Bewegungsapparat für körperorientierte Gesundheitsberufe, wie optimierend arbeitende Gesundheits- und Fitness-Trainer noch nicht breit erfasst worden.

Dieses Buch soll einen praktischen Leitfaden, genau für diese Berufsgruppen darstellen, um ihre Klienten noch individueller und lösungsorientiert betreuen zu können. Weiter bringt dieses Buch auch einen interessanten Mehrwert für Sportler und gesundheitsbewusste Personen, die sich einen nachhaltig gesunden und schmerzfreien Bewegungsapparat erhalten wollen.

Markus Hitzler, MBA (Wien, Februar 2021)

Markus Hitzler, MBA

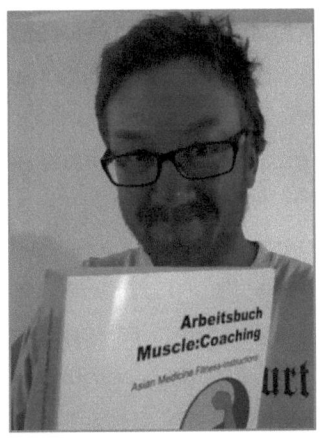

Markus Hitzler ist Bewegungs- und Haltungstrainer, mit den Schwerpunkten sporttherapeutisches Gesundheits-Training und körperliche Gesundheit im Körper-Geist-Ansatz. Neben einem akademischen Abschluss in Health-Management an der Middlesex University in London (Schwerpunkt: komplementäre Methoden und mentale Gesundheit), hat er verschiedene Ausbildungen im Bereich der Körpertherapie (fernöstlich, hawaiianisch und westlich orientiert) und in mentalen Trainings. Abseits seiner Expertise im Themengebiet Gesundheit, hat er Professionen in den Bereichen Wirtschaft und Sportunterricht (Tennis- und Fitnesstraining seit mehr als 20 Jahren). Ebenfalls seit rund 20 Jahren beschäftigt er sich privat mit dem Thema der komplementären Gesundheitsförderung und betreibt seit 2012 eine eigene Trainings-Praxis (Schwerpunkt: alltägliche Themen des Bewegungsapparates) in Wien. Er ist weiter Autor von etlichen Ratgebern, Ratgeberserien und Fachbüchern im Bereich Gesundheitsförderung und hält Vorträge, Workshops und Seminare zu diesem Themengebiet.

[3]

Akupunktur-Punkte der TCM

Die traditionelle chinesische Medizin (TCM) ist eine der ältesten, dokumentierten Heiltraditionen der Welt. Der wohl bekannteste Bereich der TCM, in der westlichen Welt, ist die Arbeit mit den chinesischen Reflexpunkten des Meridiansystems – den Akupunktur-Punkten. Meridiane sind funktionelle Zuglinien, welche den Körper durchziehen und eine reflektorische Zugehörigkeit zu Organen, Muskeln und anderen Geweben haben. Daher, wenn die Meridiane in diesem Buch auch später für den Kontext des Bewegungsapparates gebraucht werden, tragen sie auch hier ihre originalen, organisch bezogenen Bezeichnungen. Über deren Reflexpunkte lassen sich einerseits internistische Beeinflussungen durchführen, aber auch der Zustand des Bewegungsapparates beeinflussen. Diese Punkte agieren sozusagen wie Schleusen, an denen man eine Wirkung, bis tief in das Gewebe des menschlichen Körpers erzielen kann – auch fernab des eigentlichen Reflexpunktes. Hierbei können die Akupunktur-Punkte (durch den ausgebildeten Arzt oder Heilpraktiker mit Nadelstich) auf verschiedene Art und Weise beeinflusst werden.

Da der Wirkbereich auf myofasziale Strukturen (Muskeln und Faszien) bei Akupunktur-Punkten sehr oberflächlich liegt – in der Epidermis (der obersten Hautschicht des menschlichen Körpers) – ist das myofasziale Meridiansystem / die Muskel-Meridiane der TCM ausgezeichnet für die Selbstbeeinflussung des Bewegungsapparates durch den medizinischen Laien geeignet. Hier ist kein Nadelstich für eine starke Wirkung nötig – die Selbstmassage mit Hilfe eines Balles oder das Anbringen von Cross-Tapes an relevanten Akupunktur-Punkten, erzeugt eine gezielt starke Wirkung auf Muskeln / Sehnen / Faszien und ist daher ausgezeichnet für die Unterstützung von Gesundheits-Trainings geeignet. Wie diese Herstellung eines myofaszialen

Gleichgewichts durch die Arbeit mit den Akupunktur-Punkten funktioniert, ist der Inhalt dieses Buches.

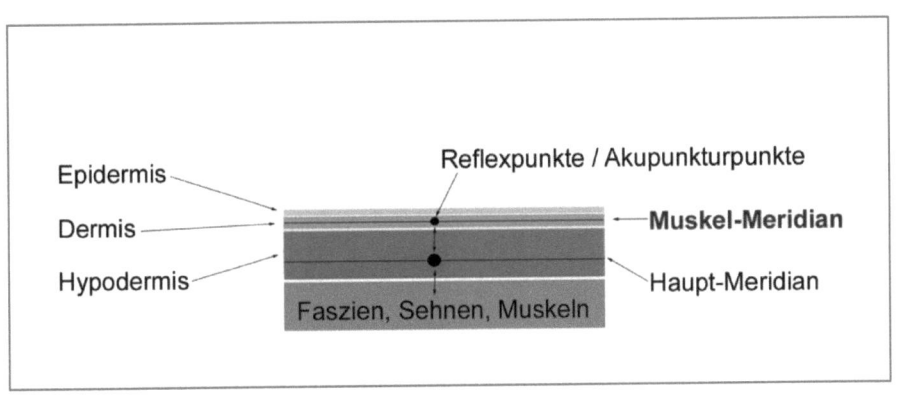

Aufgrund besagter, jahrzehntelanger Forschungen über die Wirkmechanismen des chinesischen Akupunktur-Systems, weiß man heute, dass ein Großteil der Akupunktur-Punkte über markanten Nervengeflechten des menschlichen Körpers liegen. Daher können diese als neurologische Beeinflussungspunkte gesehen werden, durch deren Hilfe viele funktionelle Störungen des Körpers positiv beeinflusst werden können (vgl. Pape, 2009, Seite 10). Die Akupunktur-Punkte, welche in diesem Buch ihre Anwendung finden, sind so gewählt, dass diese Großteils über Golgi-Sehnen-Organen (GTO) der Skelett-Muskulatur liegen. Diese sind spezielle Nervengeflechte (Muskel-Sinnesorgane), welche in den Übergang der Sehne in den Muskel eingebettet sind und an der konstanten Erhebung und Steuerung des Spannungszustandes der Muskeln beteiligt sind. Durch deren Manipulation können Spannungsungleichgewichte der Muskulatur reguliert werden.

An dieser Stelle möchte ich den lehrenden Gesundheits-Trainer, aber auch Sportler und Coaches zur eigenverantwortlichen Vorsicht aufrufen: Es gibt viele Störungen des Bewegungsapparates, welche in konventionell-medizinische Hände gehören. Senden Sie daher ihre Klienten mit undefinierbaren Problemen immer zuerst zu einer schulmedizinischen Abklärung, bzw. begeben Sie sich zu dieser, wenn Sie selbst betroffen sind. Hat diese erfolgt und ist kein absolutes Trainingsverbot erteilt worden, spricht in der Regel nichts gegen eine Unterstützung eines Gesundheits-Trainings mit der Hilfe der Inhalte dieses Buches. Im Zweifelsfall sollte dieses Thema beim Arzt klar angesprochen werden. Weitere Kontraindikationen für die vorgestellten Beeinflussungsmethoden finden Sie in den jeweiligen Kapiteln.

Grundsätzlich – abseits der seriösen Verpflichtung des Gesundheits-Trainers, Klienten mit ungeklärten Problemen, an einen Arzt zu verweisen, bzw. mit ungeklärten Problemen einen Arzt zu konsultieren – ist klarzustellen, dass der Wirksamkeit der Akupunktur-Punkte-Arbeit auch ihre Grenzen gesetzt sind. Jegliche Beeinflussung über das Meridian-System (sowohl Selbstakupressur als auch Cross-Taping) sind regulative Maßnahmen. Diese können den menschlichen Körper nur beim Ausheilen von Ungleichgewichten im Bereich des Bewegungsapparates unterstützen, die er prinzipiell selbst (mit Hilfestellungen) bewältigen kann. Pathogene Veränderungen (merkbare Veränderungen am Gewebe, welche z.B. eines schulmedizinisch-invasiven Eingriffs bedürfen), können durch die Methoden der TCM nur gelindert, aber nicht beseitigt werden. Hierbei werden funktionelle Begleiterscheinungen, wie Muskelverspannungen, entzündliche Prozesse, usw. adressiert. Mit anderen Worten können die in diesem Buch vorgestellten Methoden nur funktionelle Ungleichgewichte re-optimieren und keine pathogenen Krankheiten ausheilen – diese gehören, wie bereits gesagt per-se noch immer in die Hände eines Arztes oder Physiotherapeuten.

Auch möchte ich in diesem einführenden Kapitel, abschließend anmerken, dass dieses Buch keine tiefgreifende Einführung in die Philosophie der TCM darstellt – dies würde einerseits den Rahmen dieses Buches sprengen, andererseits ist dies für die vorliegenden Zwecke auch nicht notwendig. Sie werden in diesem Buch die relevantesten Akupunktur-Punkte für Themen des Bewegungsapparates bzw. die funktionell-ganzheitliche Sicht der Meridiane auf den Bewegungsapparat kennenlernen. Das vorgestellte Konzept dient als effektives Pendant zu Philosophien wie der westlich orientieren Faszien-Arbeit mit deren populären Faszienketten (vgl. Myers, 2015).

Myofasziale Meridiane

In der traditionellen chinesischen Medizin gibt es das bereits erwähnte Konzept der Meridiane. Diese sind Leitbahnen, welche den Körper durchziehen und deren Manipulation sowohl körperliche als auch psychische Auswirkungen auf den Menschen hat. Es gibt in der TCM 12 Haupt-Meridiane, welche paarweise am Körper (symmetrisch auf linker und rechter Körperhälfte) vorhanden sind – daher in Summe 24 reguläre Meridiane am menschlichen Körper. Zusätzlich gibt es noch etliche Sonder-Meridiane.

Die myofaszialen Meridiane selbst, mit denen vorwiegend für den Bewegungsapparat gearbeitet wird, sind Sekundär-Meridiane. Sie sind oberflächliche und breitere Ausprägungen der 12 Haupt-Meridiane. Diese speziellen Meridiane haben Einfluss auf zugehörige Muskeln, Sehnen und Faszien und bilden mit diesen im Zusammenschluss / Zusammenspiel, Arten von Zugseilen, mit denen der menschliche Körper aufrecht gehalten werden kann, aber auch sehr genaue willentliche Bewegungsmuster ausführen kann.

Die untere Grafik veranschaulicht Ihnen, wie die einzelnen Muskeln eines Meridians in Serie geschalten sind – diese sind über intermuskuläre Faszien miteinander verbunden und reichen damit auch über Gelenke, welche durch die aktive Muskelarbeit bewegt, aber auch gestützt werden. Über das System der Faszienübertragung, können sich Ungleichgewichte fortsetzen, aber auch positiv wirkende Reize (z.B. Akupressur) übertragen.

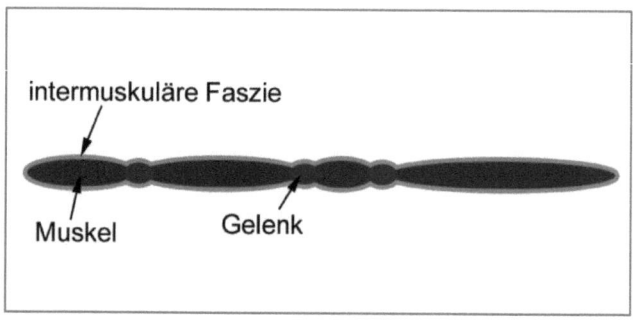

Nach chinesischer Philosophie sind Trigger- und Schmerzpunkte (A shi xue) von Muskeln, die Manifestation von Ungleichgewichten in diesem Meridian-System (vgl. Focks, et. al, Seite 54), welches westlich gesehen ein ausgeklügeltes, ganzheitliches Konzept der funktionellen Anatomie darstellt.

In den folgenden Unterkapiteln wird zuerst eine Übersicht gegeben, welcher Meridian, welches Körperareal beeinflusst. Weiter werden alle myofaszialen Meridiane in ihren funktionellen, muskulär-faszialen Verläufen beschrieben.

Grundsätzlich können die Meridiane in drei Kategorien eingeteilt werden:

1. Ganzkörper-Meridiane: Diese haben einen Einfluss auf den ganzen Körper – von den Füßen bis zum Kopf.
2. Bein- und Rumpf-Meridiane: Diese haben einen Einfluss auf die Beine und auf den Rumpf – Großteils bis zum Bereich des unteren Brustkorbs.
3. Arm-Meridiane: Diese haben einen Einfluss auf die gesamten Arme, aber auch bereits auf den oberen Rumpf, die Schultern, den Nacken und den Kopf.

Folgende Unterteilung zwischen Ganzkörper-Meridianen und Bein- und Rumpf-Meridianen kann getroffen werden:

Ganzkörper-Meridiane	Bein- und Rumpf-Meridiane
Blasen-Meridian	Nieren-Meridian
Gallenblasen-Meridian	Leber-Meridian
Magen-Meridian	Milz-Pankreas-Meridian

Hierbei haben die Ganzkörper-Meridiane die Betreuung des äußeren Beins und der äußeren Hüfte, des Gesäßes und des Beckens über. Die Bein- und Rumpf-Meridiane betreuen die Innenseite des Beins, die innere Hüfte, teile der Leistengegend und weiter des Unterbauchs.

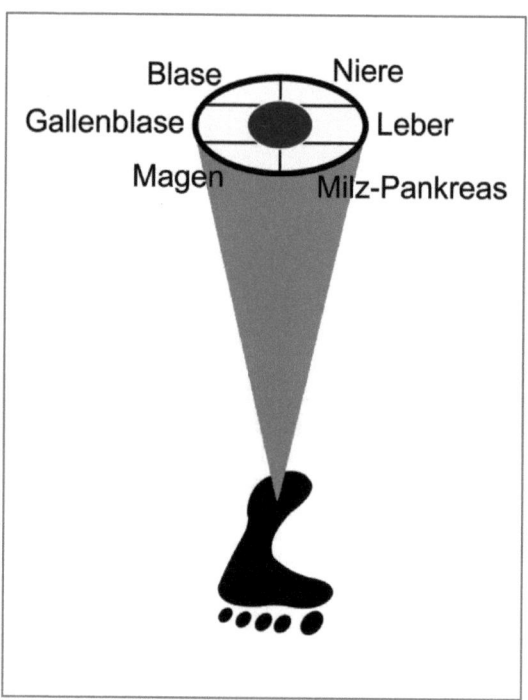

Übersicht Arme

Auch die Arme werden – gleich wie die Beine – von je 6 Meridianen betreut. Hierbei sind 3 Meridiane auf der Arm-Innenseite und 3 Meridiane an der Arm-Außenseite vorhanden, wobei diese unterschiedliche Ausläufe an deren kranialen Enden haben.

Ende am Kopf (äußerer Arm)	Ende am oberen Rumpf (innerer Arm)
Dünndarm-Meridian	Herz-Meridian
3fach-Erwärmer-Meridian	Perikard-Meridian
Dickdarm-Meridian	Lungen-Meridian

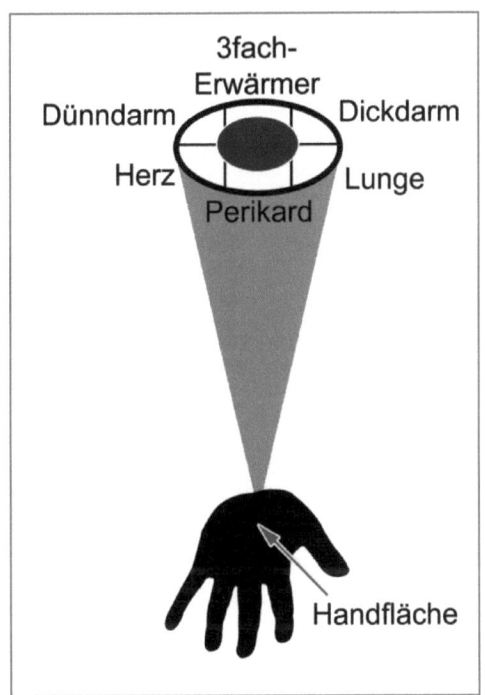

Übersicht Rumpf

Folglich ergeben sich für unteren und oberen Rumpf, die unteren Zusammenhänge durch die myofaszialen Meridiane. Hierbei stellen die normal geschriebenen Meridiane, die Ganzkörper-Meridiane und die kursiv beschrifteten Meridiane, Bein- und Rumpf-Meridiane, bzw. Arm-Meridiane dar. Es wird der untere Rumpf durch die Bein- und Rumpf-Meridiane unterstützt und der obere Rumpf durch die Arm-Meridiane betreut.

Unterer Rumpf:

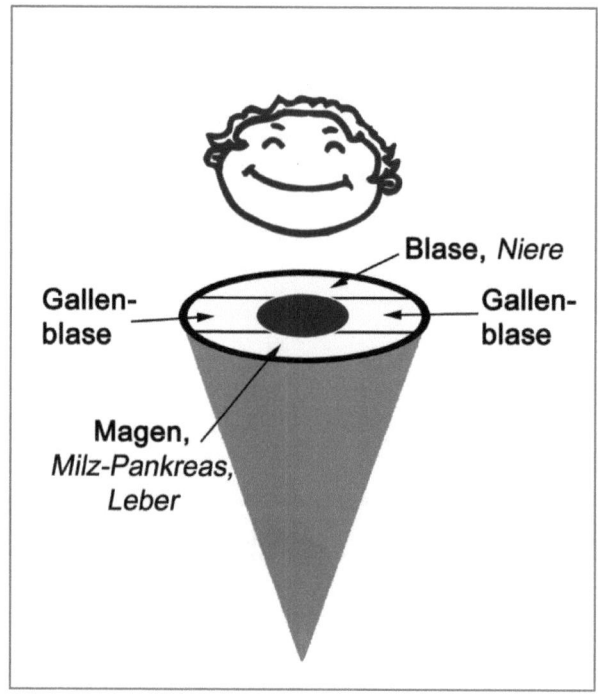

[12]

Oberer Rumpf:

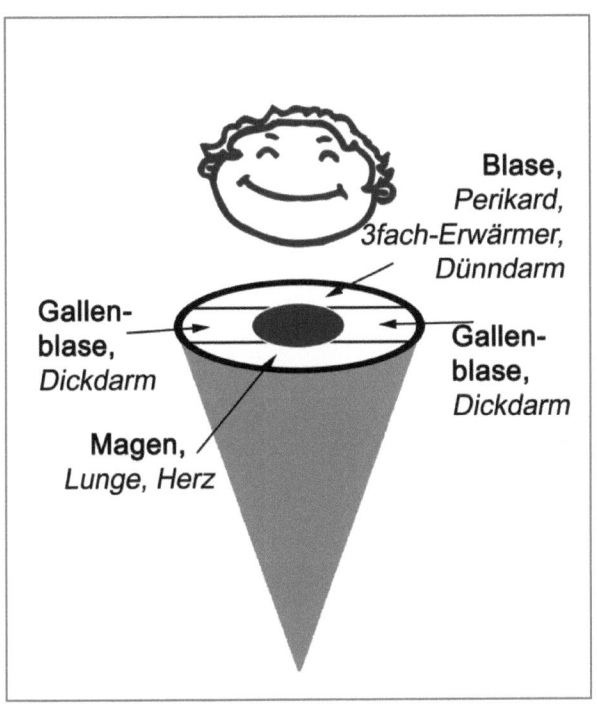

Im Bereich des Nackens und des Kopfes, treffen sich Ganzkörper- und Arm-Meridiane. Hierbei kommt der myofasziale Blasen-Meridian, verlaufend über den Scheitel, auf die Körpervorderseite – bis zu den inneren Enden der Augenbrauen. Weiter reicht der Dickdarm-Meridian vom seitlichen Bereich Nacken-Kopf-Konstrukts, bis zur Körpermittellinie an der Nase.

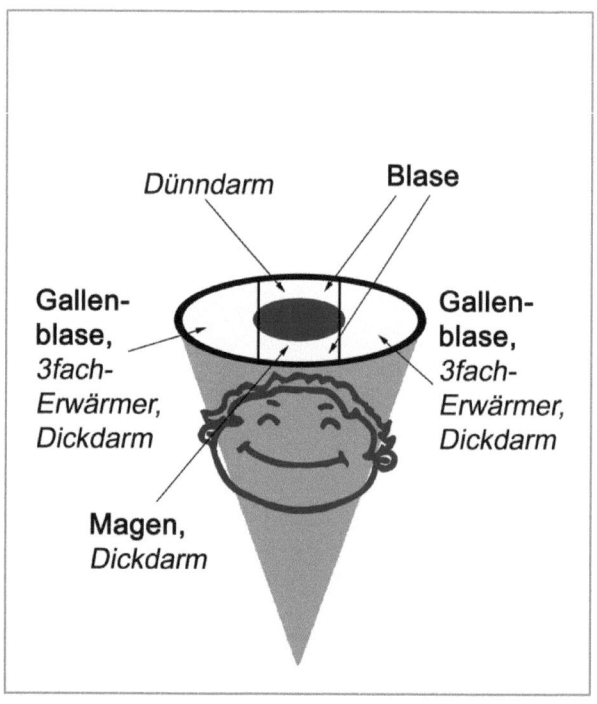

In dem folgenden Kapitel werden alle 12 myofaszialen Meridiane im Detail vorgestellt. Ihre muskulären Entsprechungen sind in den Grafiken als Text angeführt. Zur Verkürzung neigende Bereiche sind in den Grafiken zusätzlich verstärkt markiert.

Zur besseren Veranschaulichung im Sinne der westlichen Philosophie werden Querverweise zu den Faszienketten nach Myers (vgl. Myers, 2015) gezogen. Es gibt einige Überschneidungen zwischen den myofaszialen Meridianen der TCM und den Faszienketten nach Myers, jedoch sind diese nicht ident. Einerseits hat die TCM keine spiral / diagonal verlaufenden Meridiane, wie die Faszienketten, andererseits ist sie im Bereich der Arme und Beine weit differenzierter als das gängige Faszien-Konzept. Vergleicht man die Anzahl der Schlüsselpunkte und Engpässe in den Faszienketten nach Myers, mit den regulären Akupunktur-Punkten und identifizierten Engpässen in den myofaszialen Meridianen, fällt auch hier auf, dass sich das asiatische System weit detaillierter darstellt. Dieses detaillierte Konzept kann jedoch auf ein triviales und praktikables Grundgerüst reduziert werden.

Blasen-Meridian:

Der myofasziale Blasen-Meridian hat starke Ähnlichkeit mit der oberflächlichen Rückenlinie – Faszienkette nach Myers (vgl. Myers, Seite 91 – 119). Er ist der längstes myofasziale Meridian mit 67 Akupunktur-Punkten und dient dem Menschen für den aufrechten Stand und Gang. Aufgrund der oft eingeschränkten alltäglichen Tätigkeiten des Menschen, neigt dieser Meridian häufig zu Überlastungen. Seine potentiell verkürzten Bereiche – welche aber nicht gleichzeitig als funktionelle Störung wahrgenommen werden müssen – sind die hinteren Beine, der untere Rücken (Lendenwirbelsäule) und der zentrale Nacken.

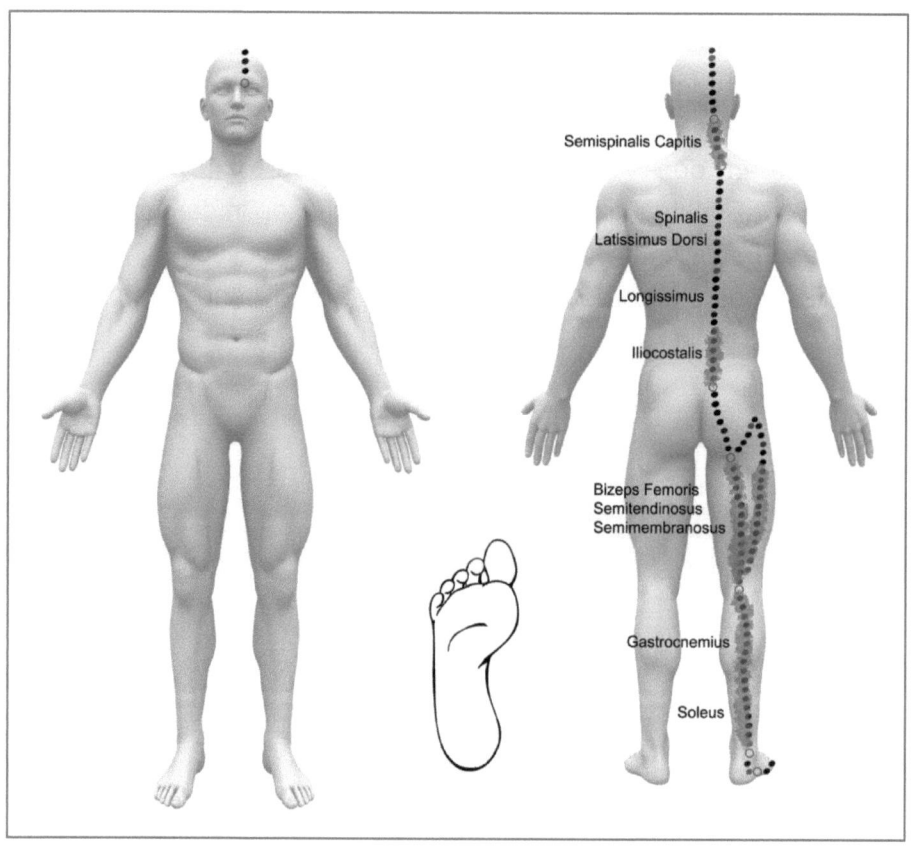

Gallenblasen-Meridian:

Der myofasziale Gallenblasen-Meridian hat starke Ähnlichkeiten mit der faszialen Laterallinie nach Myers (vgl. Myers, Seite 143 – 161). Der Meridian besitzt 44 reguläre Akupunktur-Punkte. Aufgrund seiner Anteile an der Gesäß- aber auch der breiten unter Rücken-Muskulatur (m. quadratus lumborum) hat dieser häufig mit funktionellen Ungleichgewichten des Kreuzes, aber auch des Ischiasnervs, zutun. Mit dem m. sternocleidomastoideus hat er am seitlichen Nacken einen Muskel, der reflektorisch auf die Schläfe wirken kann. Dieser ist bei ungenauer Sitzhaltung (Geierhals-Syndrom, Head-Forward-Posture) häufig überlastet und neigt daher zu Verkürzungen.

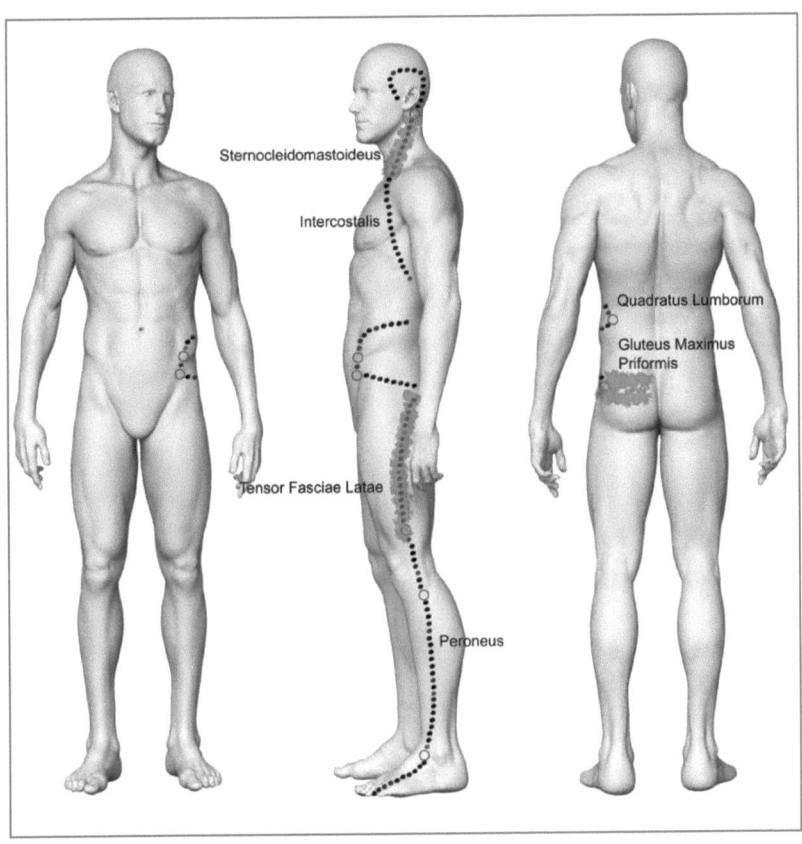

Magen-Meridian:

Der myofasziale Magen-Meridian hat starke Ähnlichkeit mit der oberflächlichen Frontallinie (Faszienkette nach Myers – vgl. Myers, Seite 121 – 141). Er ist ebenfalls ein sehr langer Meridian mit 45 Akupunktur-Punkten. Aufgrund häufiger sitzender Tätigkeiten neigt dieser Meridian besonders im Bereich der Hüfte und des Unterbauchs zu Disbalancen, welche sich auf das untere Kreuz auswirken können. Dies kann durch eine Verkürzung der Muskulatur am Oberschenkel begünstigt werden. Bei häufiger, starrer Kopfhaltung (z.B. Arbeitstätigkeiten an einem PC-Monitor, oder einem Mobile-Device), kann auch der vordere, seitliche Hals in seiner Stützfunktion überlasten und verkürzen.

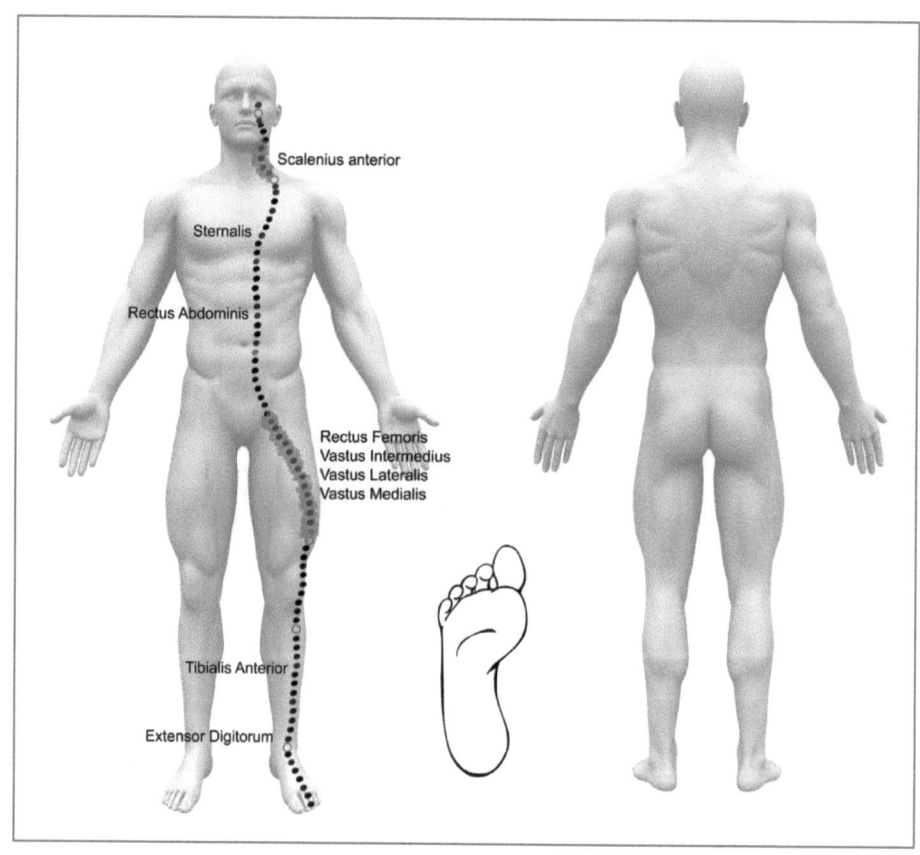

Nieren-Meridian:

Der myofasziale Nieren-Meridian hat keine ähnlichen Entsprechungen im Bereich der Faszienketten nach Myers. Er besitzt im Haupt-Meridian-System 27 reguläre Akupunktur-Punkte. Der Sekundär-Meridian der Muskeln, Faszien und Sehnen nimmt im Bereich des Oberkörpers einen anderen Verlauf als der Haupt-Meridian – er verläuft als stützende kleine Muskulatur entlang der Wirbelsäule, während der reguläre Nieren-Meridian entlang der Mittellinie an der Körpervorderseite verläuft. Dieser Meridian hat eine besondere Wichtigkeit für das Fußgewölbe, aber auch am inneren Oberschenkel kann er sich durch einseitige Verkürzungen (linke und rechte Körperhälfte) auf einen funktionellen Beckenschiefstand auswirken. Dies kann weiter zu einer Wirbelsäulenverkrümmung (Skoliose) führen.

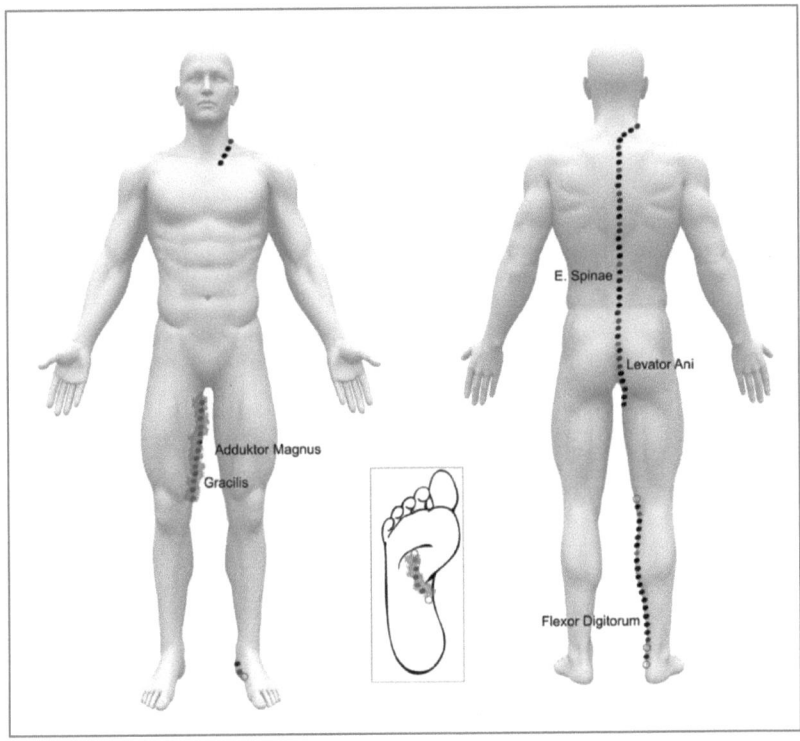

Milz-Pankreas-Meridian:

Der myofasziale Milz-Pankreas-Meridian besitzt 21 reguläre Akupunktur-Punkte. Er hat keine direkte Entsprechung im Bereich der westlich orientieren Faszienketten nach Myers. Besonderes Augenmerk ist auf den Bereich der tiefen Bauchmuskulatur zu legen. Hier kann er mit dem m. iliopsoas – der bei häufiger, sitzender Tätigkeit zu Verkürzungen neigt – zu funktionellen Disbalancen des Kreuzes beitragen, da er schräg vom vorderen Becken nach hinten zur Wirbelsäule verläuft und diese in ein Hohlkreuz ziehen kann. Hier haltet die enge Stützmuskulatur der Wirbelsäule gegen und überlastet dabei.

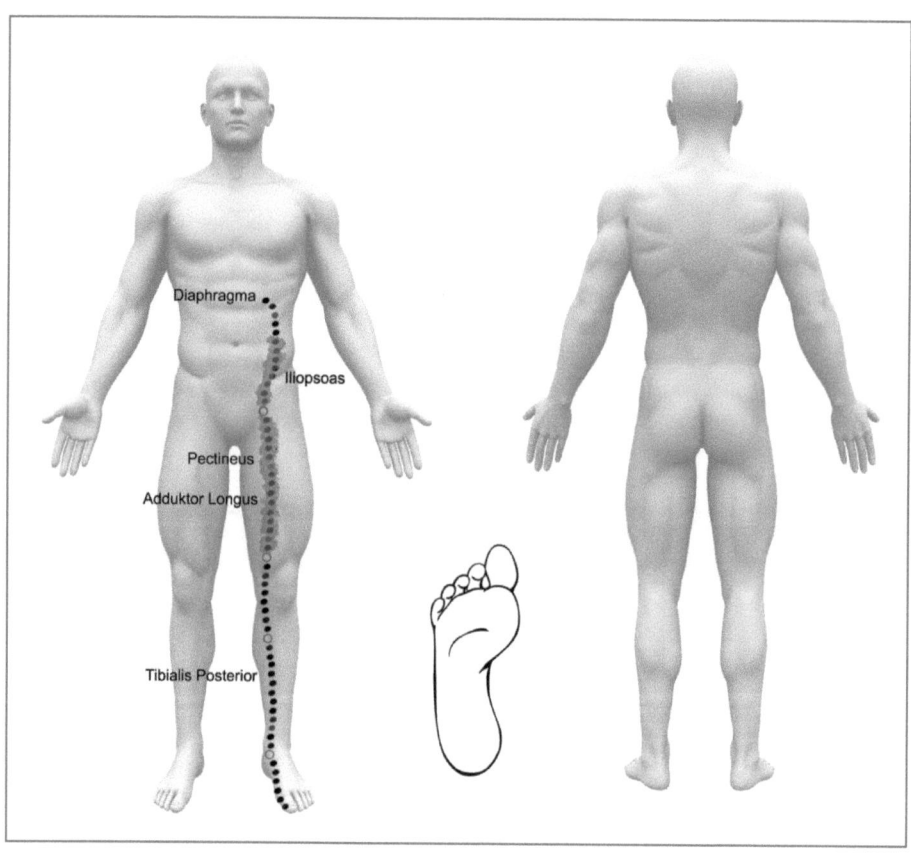

Leber-Meridian:

Der Leber-Meridian besitzt 14 reguläre Akupunktur-Punkte. Myofaszial gesehen hat er, mit seinem Verlauf am inneren Oberschenkel, eine besondere Bedeutung für einen funktionellen Beckenschiefstand (siehe auch Nieren-Meridian und Milz-Pankreas-Meridian). Es gibt keine direkte Entsprechung dieses Meridians zu den Faszienketten.

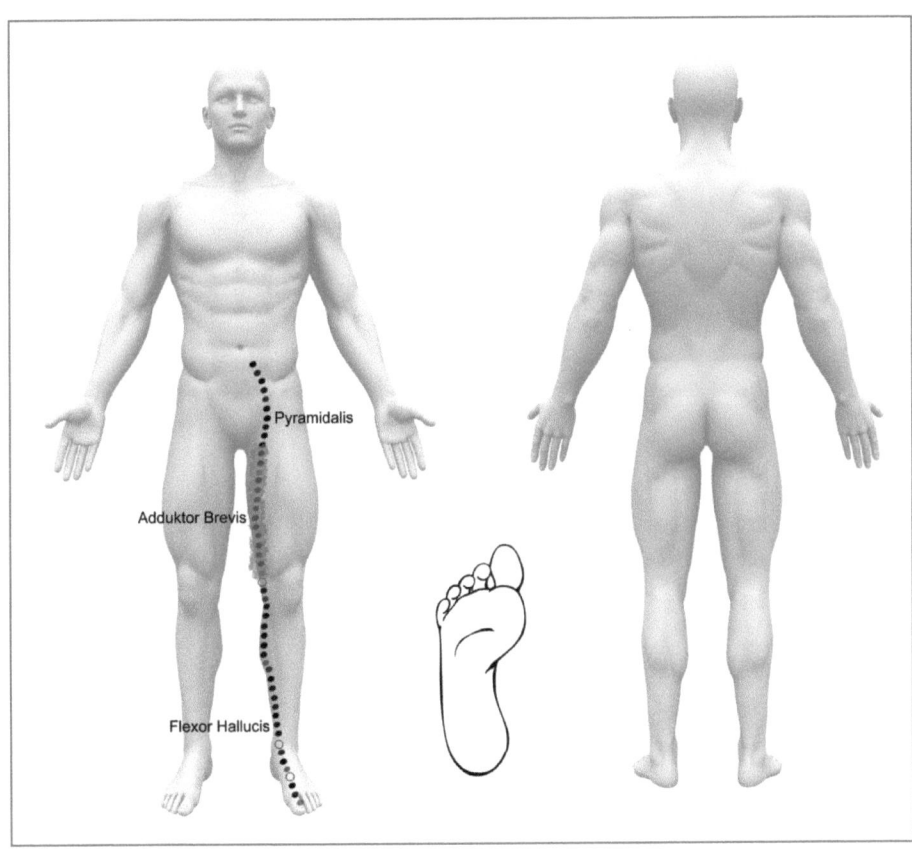

Dickdarm-Meridian:

Der myofasziale Dickdarm-Meridian hat Ähnlichkeiten zur oberflächlichen rückwärtigen Armlinie nach Myers (vgl. Myers, Seite 199). Der Dickdarm-Meridian besitzt 20 reguläre Akupunktur-Punkte und hat seinen potentiell verkürzenden Bereich am Schulterdach (m. trapezius, m. scalenius posterior). Häufig ist dieser Meridian auch im Bereich des Ellbogens von Überlastungen betroffen – dies kann von monotoner Tätigkeit des Zeigefingers und Daumens stammen.

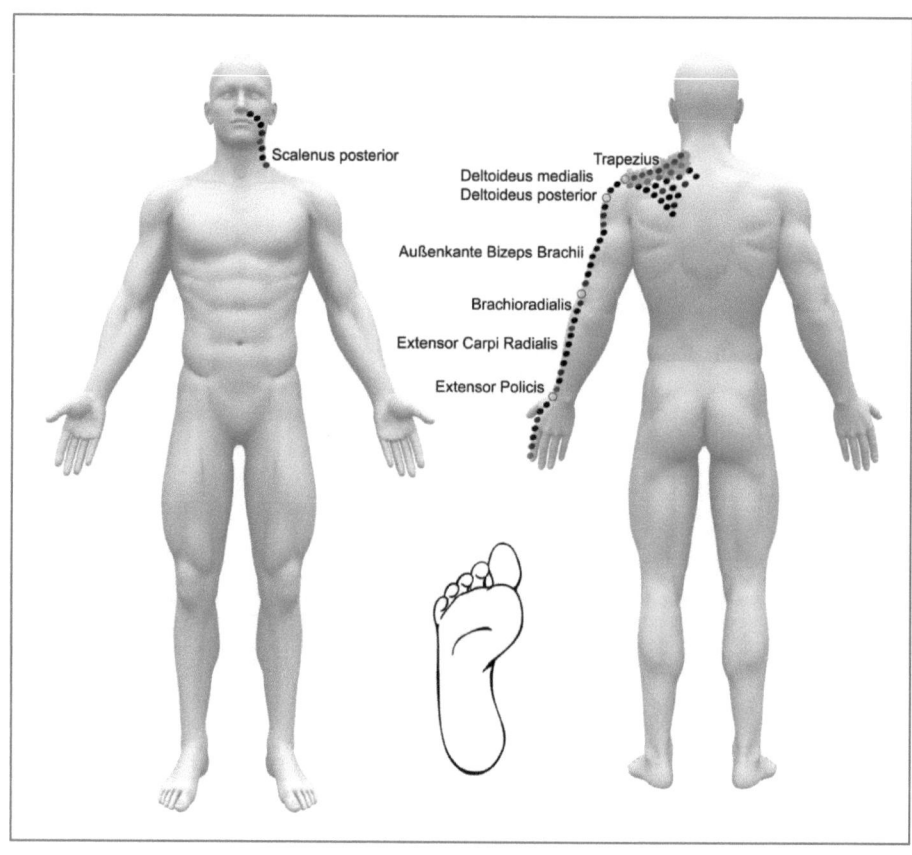

3fach-Erwärmer-Meridian:

Auch der myofasziale 3fach-Erwärmer-Meridian hat Ähnlichkeiten zur oberflächlichen rückwärtigen Armlinie nach Myers (vgl. Myers, Seite 199), was sich besonders im Bereich der Hände und der Schulter zeigt. Dieser Meridian besitzt 23 reguläre Akupunktur-Punkte und ist an vielen modernen funktionellen Schulterstörungen im Bereich des Schultergelenks beteiligt.

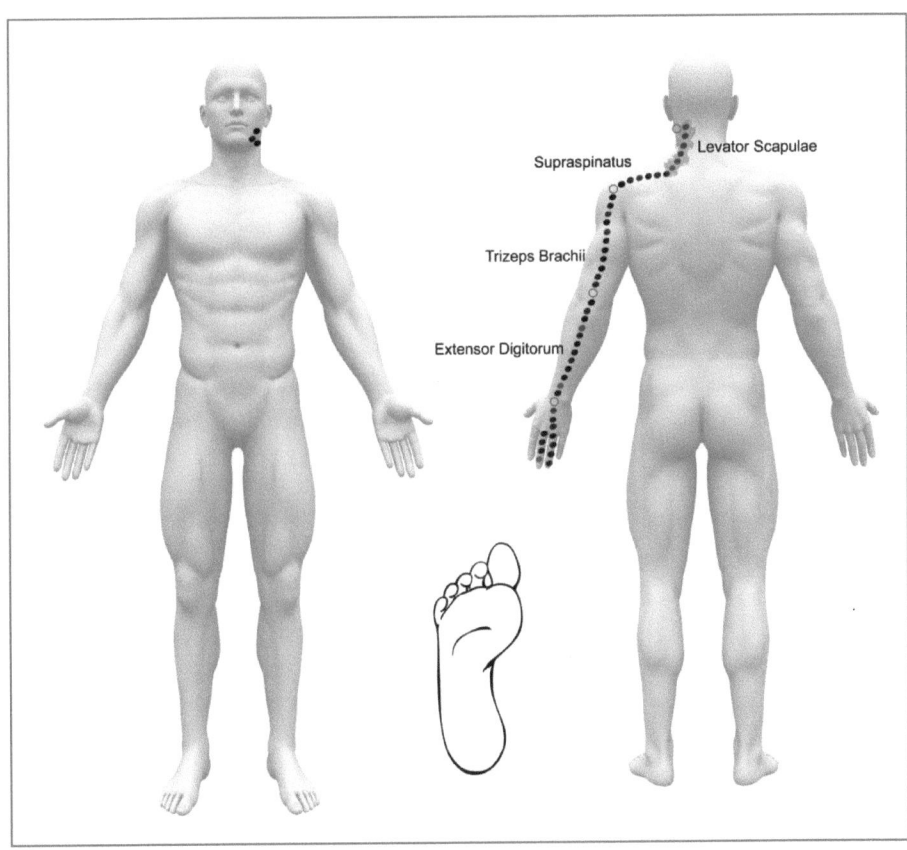

Dünndarm-Meridian:

Der myofasziale Dünndarm-Meridian hat in seinem Verlauf starke Ähnlichkeit zur tiefen rückwärtigen Armlinie nach Myers (vgl. Myers, Seite 196 ff). Er besitzt 19 reguläre Akupunktur-Punkte und ist oft, bei gebückter Sitz- oder Stehhaltung, im Bereich der Schulterblätter überlastet.

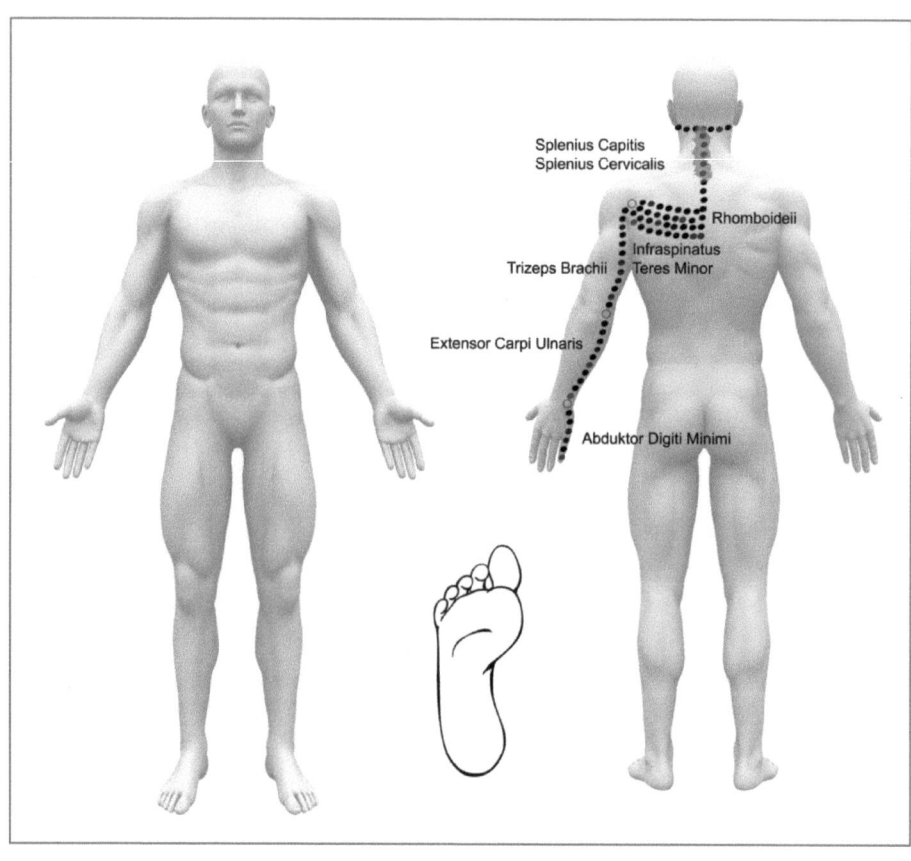

Lungen-Meridian:

Der myofasziale Lungen-Meridian hat viele Äquivalenzen zur tiefen frontalen Armlinie nach Myers (vgl. Myers, Seite 187 – 193). Er besitzt zwar vergleichsweise wenige Akupunktur-Punkte (11) neigt aber aufgrund der menschlichen Anatomie und dem modernen, alltäglichen Verhalten zu sehr starken Verkürzungen. Besonders im Bereich der tiefen Brustmuskulatur (m. pectoralis minor) kann er Rundschultern erzeugen, die sich weiter auf den Nacken und zurück in die Arme auswirken können. Auch der Bereich zwischen den Schulterblättern (Brustwirbelsäule) kann durch Rundschultern negativ beeinflusst werden.

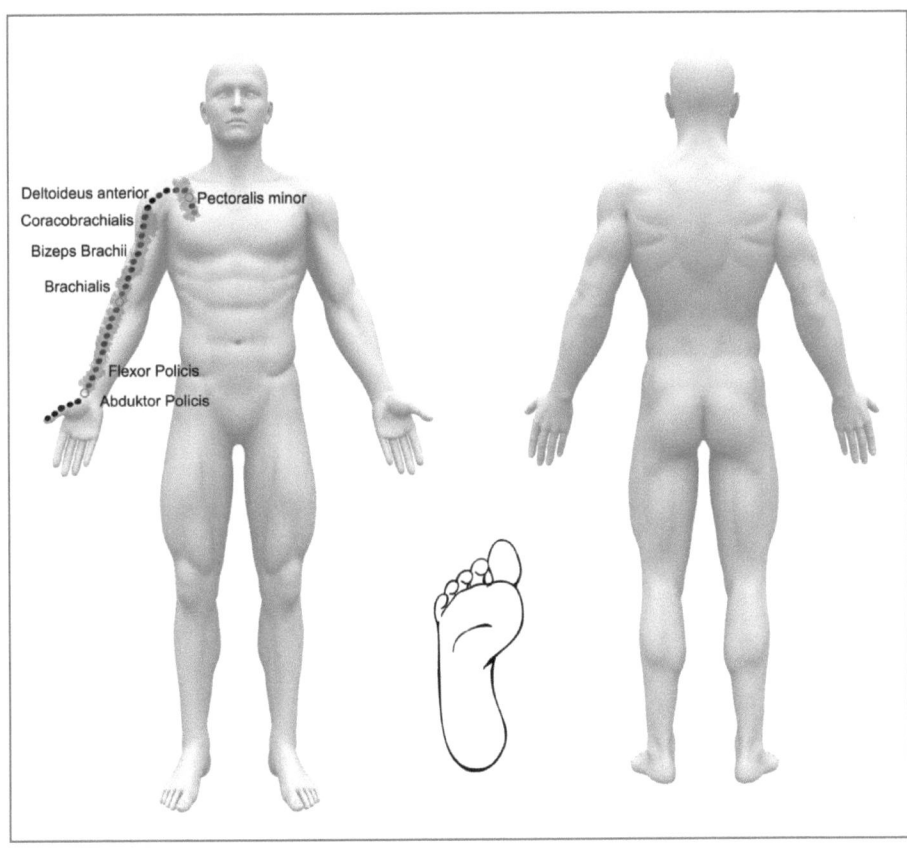

Perikard-Meridian:

Der myofasziale Perikard-Meridian hat im Bereich der Hände und Arme, Ähnlichkeiten zu der oberflächlichen faszialen frontalen Armlinie nach Myers (vgl. Myers, Seite 193 – 196), jedoch gibt es hier einen eklatanten Unterschied am rumpfseitigen Ende des Meridians. Hier verläuft dieser unter der Achsel hindurch und endet am hinteren Rumpf, zwischen Schulterblatt und Rippen (m. subscapularis). Er stellt damit eine wichtige funktionelle Verbindung zwischen Körpervorder- und Rückseite dar, die gerade bei häufig nach vorne erhobenen Armen zu Überlastung neigt. Der Perikard-Meridian besitzt 9 reguläre Akupunktur-Punkte.

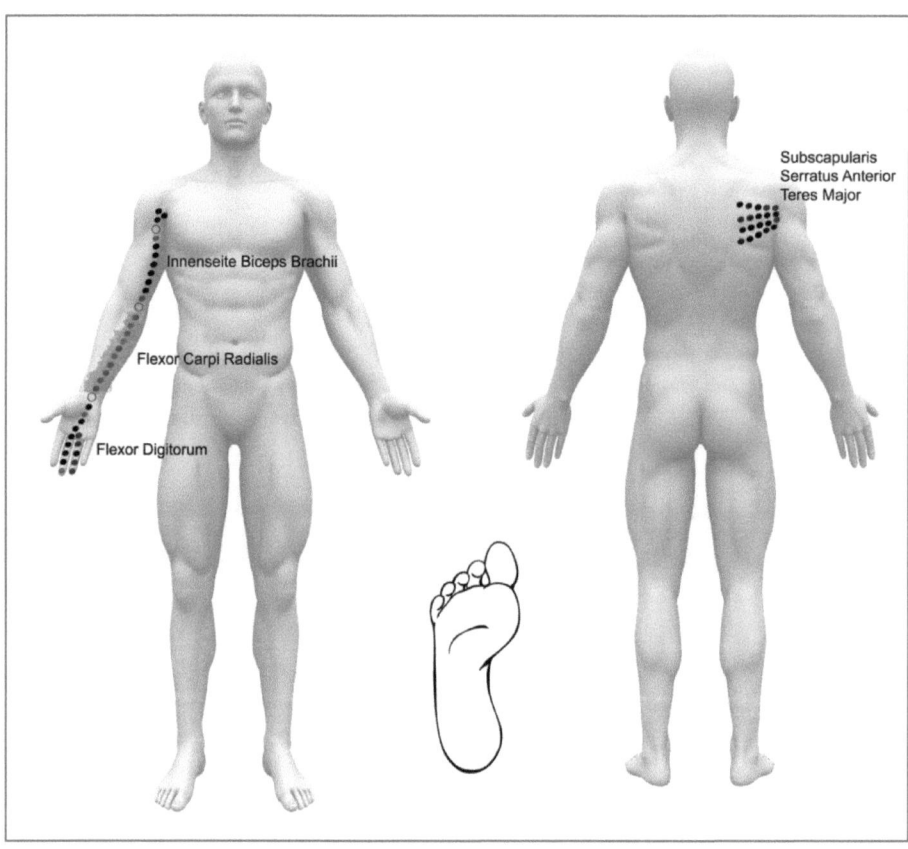

[26]

Herz-Meridian:

Der myofasziale Herz-Meridian hat im Bereich des inneren Oberarms und des oberen Rumpfes, Übereinstimmungen mit der oberflächlichen frontalen Armlinie nach Myers (vgl. Myers, Seite 193 – 196). Er besitzt 9 reguläre Akupunktur-Punkte. Besonders der innere Ellbogen neigt hier oft zu fühlbaren Überlastungen, die durch Verkürzungen des Unterarms, aber auch reflektorisch durch Verkürzungen der Brustmuskulatur bedingt sein können.

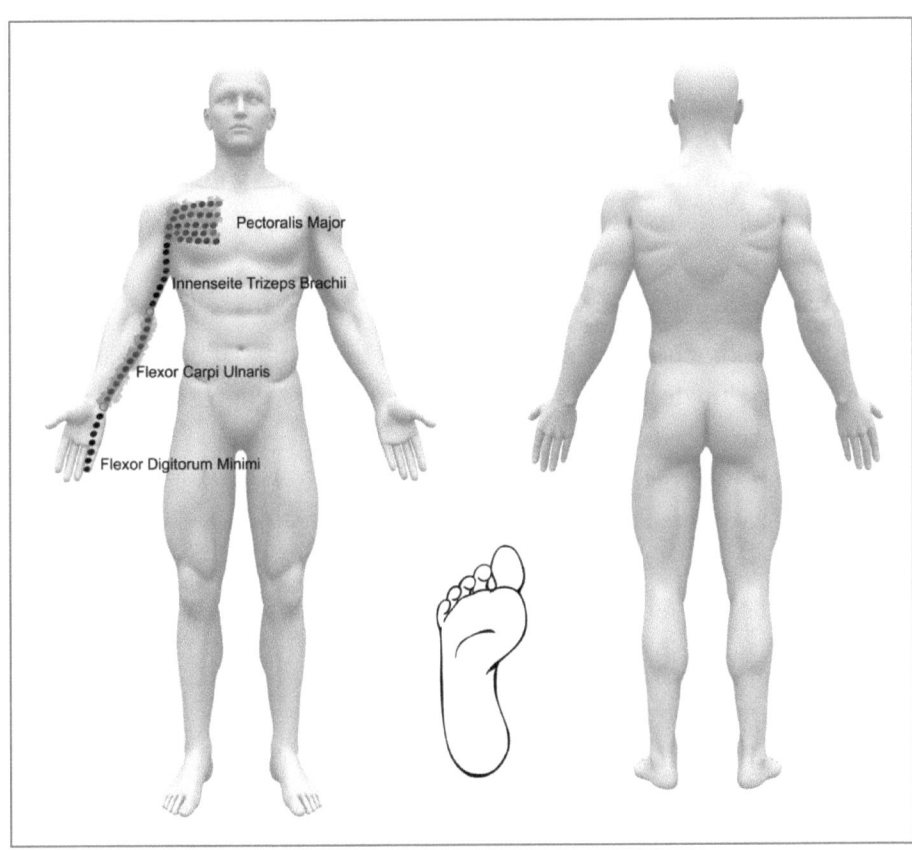

Praktische Grundlagen

Wie bereits im einleitenden Kapitel über die Akupunktur-Punkte der TCM angedeutet, können diese auf viele Arten (Akupunktur, Moxibustion, Akupressur, Cross-Taping, Lasertherapie, usw.) beeinflusst werden. Im Sinne der Praktikabilität in der Selbstanwendung wurden folgende zwei Methoden für dieses Buch ausgewählt:

- Selbstmassage / Akupressur
- Cross-Taping

Beide Techniken eignen sich für die Beeinflussung des Bewegungsapparates und sind sehr gut in ein Gesundheits-Trainings-Programm, entweder als Teil des Warm-Ups (Selbstmassage), oder als zusätzliche Daueranwendung (Cross-Taping), integrierbar.

Selbstmassage / Akupressur

Eine sehr einfache und effektive Möglichkeit der Beeinflussung von Akupunktur-Punkten ist die Selbstmassage bzw. Akupressur (acus = lat. Punkt / pressare = lat. Drücken). Hierfür bietet sich die Arbeit mit Bällen an, ähnlich wie sie im Faszientraining verwendet wird. Für viele Akupunktur-Punkte dieses Buches – da diese oft nahe an knöchernen Strukturen liegen – eignen sich kleine Bälle, wie Golfbälle oder Squash-Bälle. Für tiefere Gewebe, wie z.B. am seitlichen Gesäß sind größere Bälle, wie Tennisbälle von Vorteil.

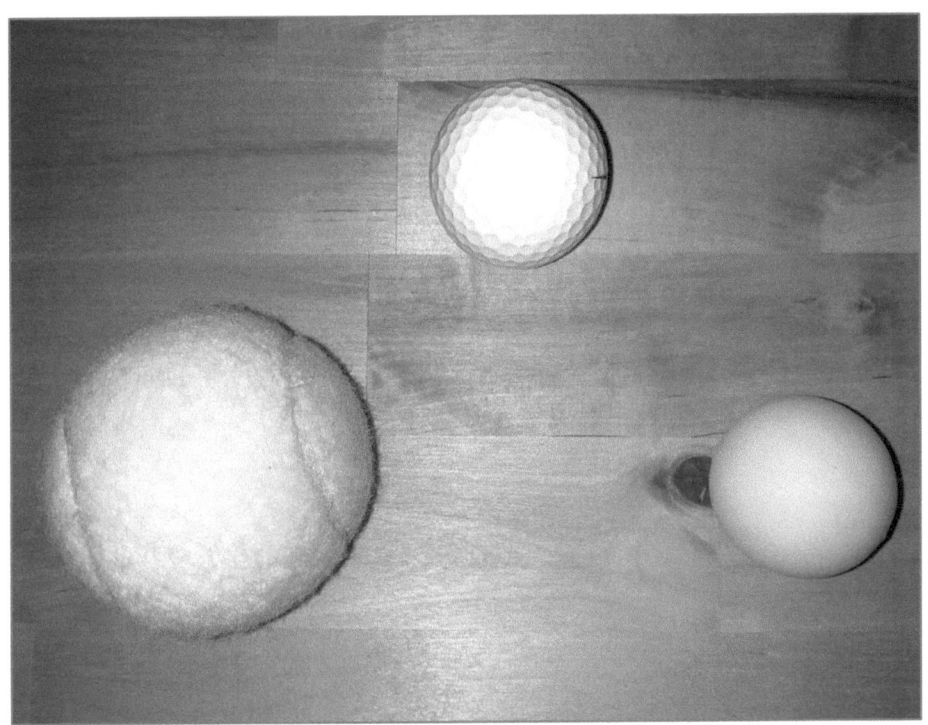

Zuerst ist die Lokalisation des zu manipulierenden Akupunktur-Punktes wichtig. Hierfür wird der benutzte Ball in großzügigen kreisenden Bewegungen über den ungefähren Akupunktur-Punkt gerollt. Es wird die druckempfindlichste Stelle des Bereichs gesucht – dies ist der Akupunktur-Punkt. Oft befinden sich diese Punkte in Vertiefungen oder auf Erhebungen. Ist der Punkt gefunden, so wird dieser mit kleineren kreisenden Bewegungen, aber nur mit sanftem Druck, mit Hilfe des Balles, massiert.

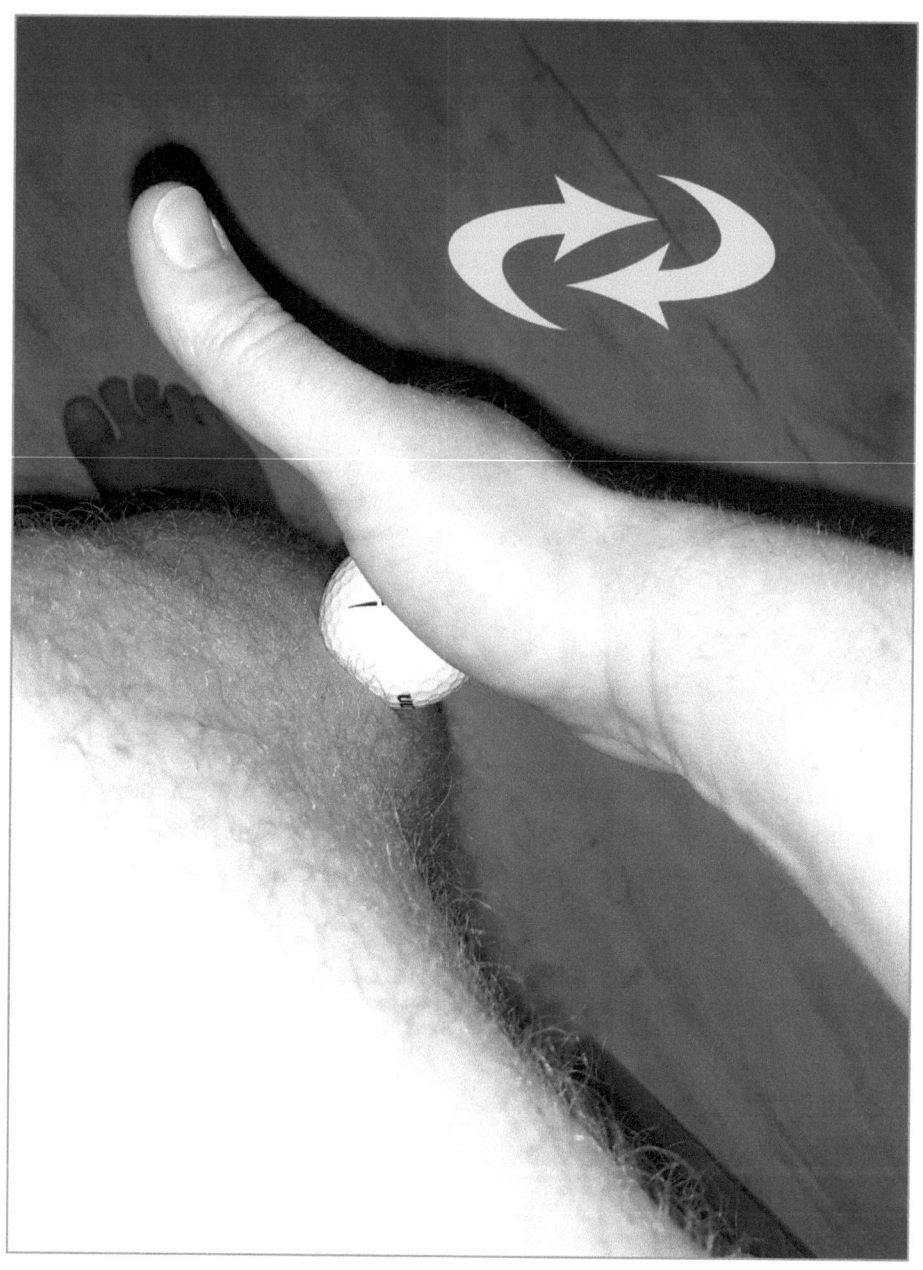

Sollten Sie einen Akupunktur-Punkt mit der Hand schlecht erreichen können (z.B. am Gesäß oder am Rücken), dann klemmen Sie den Ball zwischen sich und einer Wand ein.

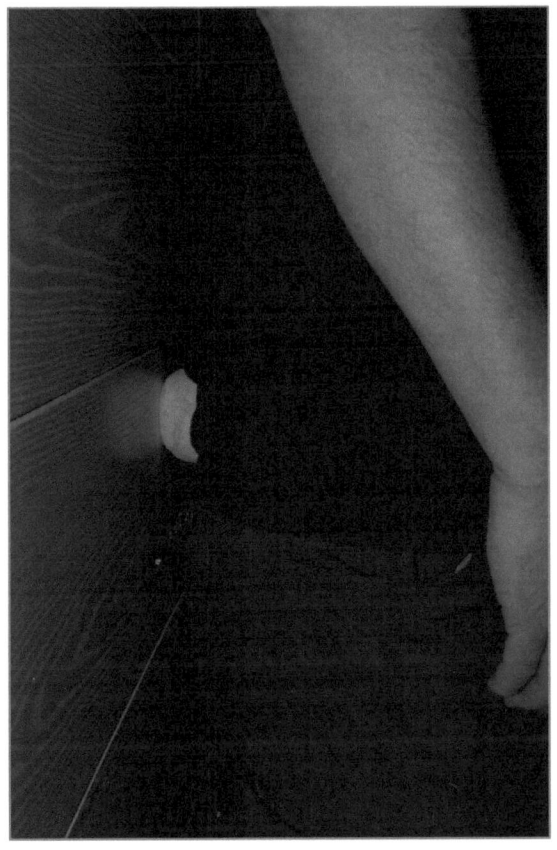

Je Reflexpunkt ist eine Massagedauer zwischen 30 Sekunden bis zu einer Minuten zu wählen. In der Praxis hat es sich bewährt, die Kreisbewegungen mitzuzählen – bei 40 – 60 Kreisen sollte die richtige Manipulationsdauer getroffen sein.

Kontraindikationen für die Selbstmassage sind in erster Linie, Verletzungen der Haut an der Stelle, an der man arbeiten möchte.

Weiter gelten auch akute Hautausschläge (z.B. aktive Neurodermitis) als relative Kontraindikatoren, wenn sich der Ausschlag, am zu bearbeitenden, Körperareal befindet. Bei sonstigen Krankheitszuständen mit hohem Fieber sollte man von einer Selbstakupressur ebenfalls Abstand nehmen. Die Beeinflussung des Bewegungsapparates ist grundsätzlich nur sinnvoll, wenn man sich in einer ausreichend guten körperlichen Verfassung für ein leichtes Training befindet.

Cross-Taping

Cross-Tapes bzw. Gitter-Pflaster sind spezielle Pflaster in Gitterform. Sie bestehen entweder aus Polyester mit Polyurethan als Klebemittel oder aus Acryl und Acrylatkleber. Erhältlich sind sie häufig in 3 Farben (Rosa, Blau, Beige) und neuerdings auch in Weiß, für das unauffällige Tragen der Tapes bei sehr hellen Hauttypen. Die Farbe Beige dient für den unauffälligen Tragekomfort bei normalen bis dunkleren Hauttypen. Die Farben Rosa und Blau werden aus Hintergründen der Farbpsychologie angeboten – Rosa ist bei chronischen Themen als stärkende Farbe anzuwenden und Blau als sedierende Farbe bei akuten Problemen zu nutzen. Die Wissenschaft der Farbpsychologie ist jedoch eher umstritten und die Wirksamkeit der Farben auf den menschlichen Organismus nicht eindeutig nachweisbar.

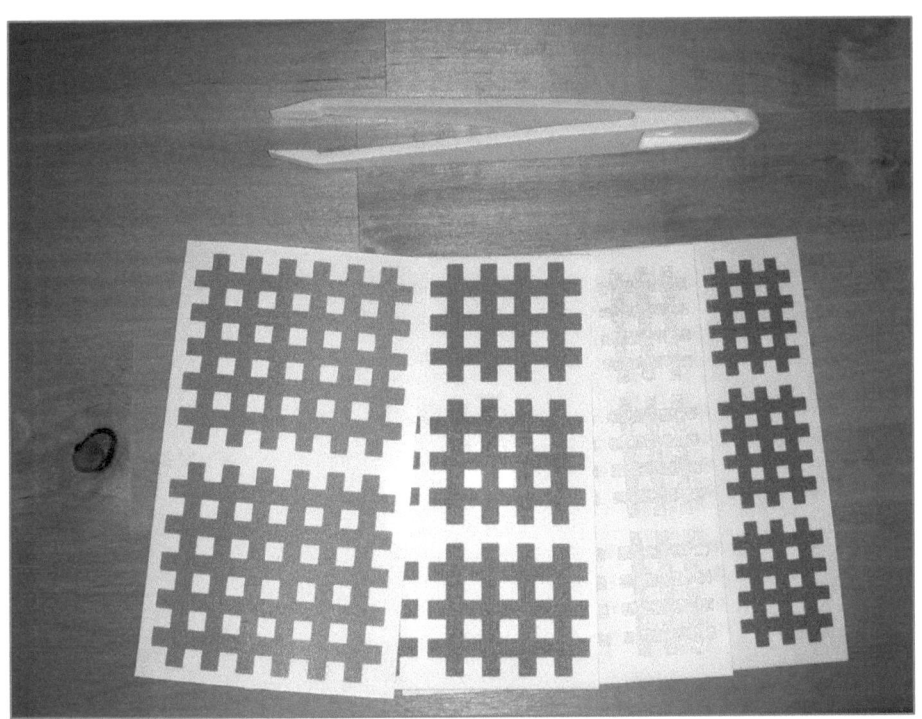

Weiter sind alle Cross-Tape-Farben in drei Größen erhältlich (Typ A – C). Hierbei ist die Größe C, das größte Tape, welches am besten an tieferen Gewebestellen am Körper, speziell beim direkten Kleben auf einem Trigger- oder Schmerzpunkt, verwendet werden sollte. Die Größen A und B sind für das Kleben von Akupunktur-Punkten am besten geeignet.

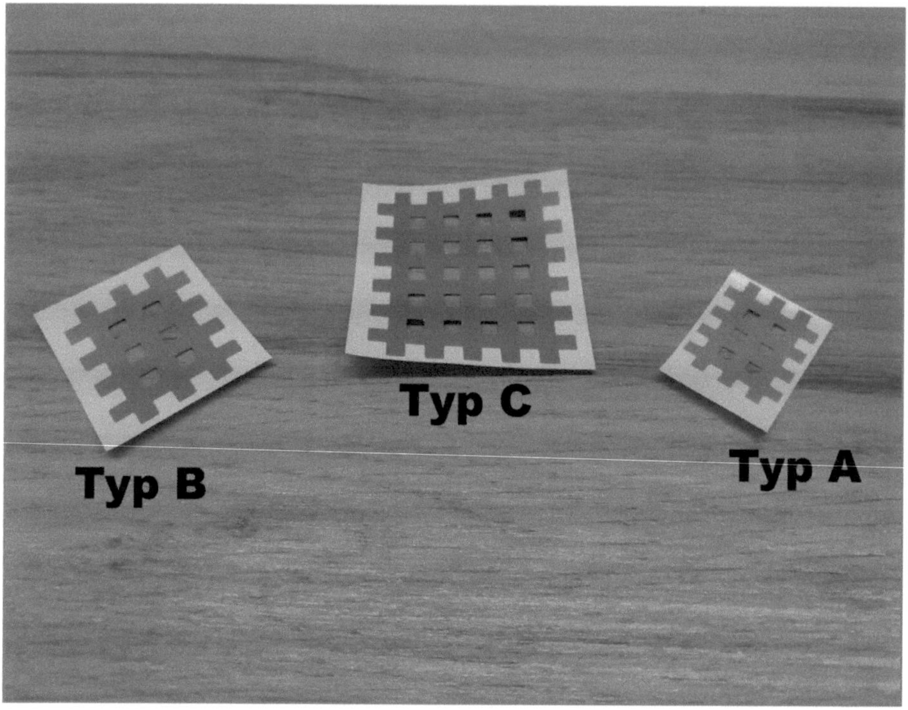

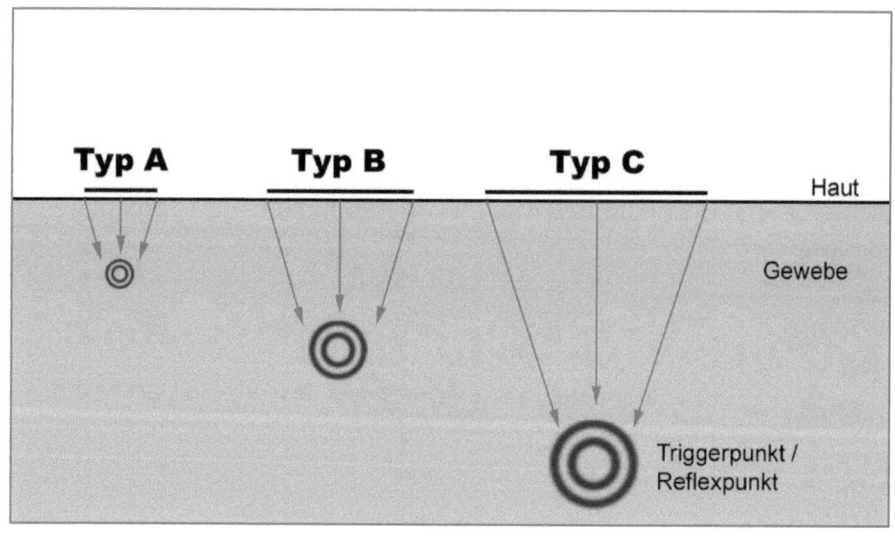

Typ C

Typ B

Typ A

Typ A   Typ B   Typ C

Haut

Gewebe

Triggerpunkt /
Reflexpunkt

[34]

Die Wirkung der Cross-Tapes kann durch deren Schröpfeffekt erklärt werden. Aufgrund der gegitterten Beschaffenheit der Pflaster und den Mikro-Massagen der Haut, welche durch die Bewegung des gesamten Körpers entstehen, während das Tape auf der Haut klebt, wird die beklebte Haut vom Untergewebe leicht abgehoben und es entsteht eine automatische Manipulation des beklebten Punktes, konkret durch Mehrdurchblutung und eine neurologische Aktivierung aufgrund des veränderten Oberflächengefühls der Haut. Zweitere wird durch die Beeinflussung der Mechanorezeptoren (z.B. Merkel-Zellen) der Haut herbeigeführt. So kann eine reflektorische Wirkung auf Schmerzpunkte bis tief in das Gewebe entstehen, aber auch ein Effekt auf oberflächliche Akupunktur-Punkte bewirkt werden.

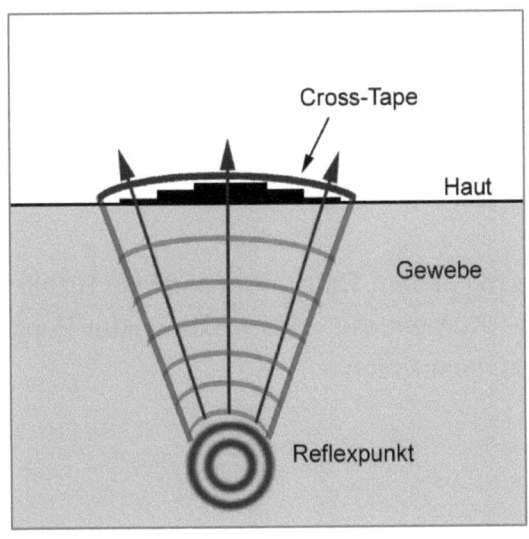

Zum Anbringen des Tapes löst man dieses vom Trägerpapier und heftet es leicht an einem Finger fest. Alternativ zum Anheften des Tapes an einem Finger, kann auch eine Plastik-Pinzette verwendet werden. Hierbei sollte unbedingt eine Kunststoff-Pinzette und keine Metall-Pinzette gewählt werden, da das Metall das Cross-Tape statisch

[35]

aufladen und damit das automatische Anheften des Tapes (wird später in diesem Kapitel erläutert) negativ beeinflussen kann.

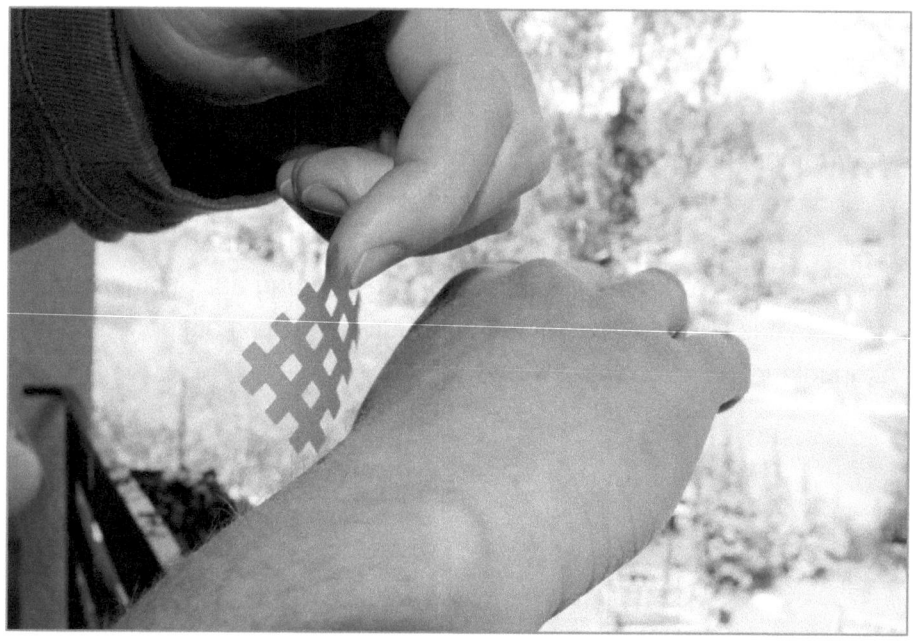

Anschließend wird mit dem Tape – Klebeseite in Richtung Körper - über die ungefähre Körperstelle des Akupunktur-Punktes oder des Schmerzpunktes, gestrichen.

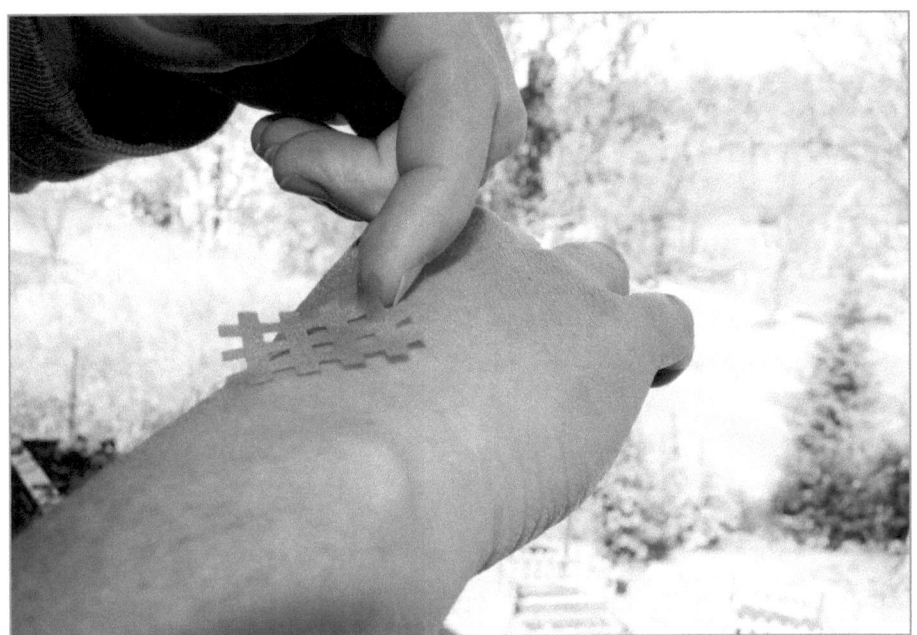

Führt man das Tape über die richtige Körperstelle, so haftet sich dieses automatisch an dieser Stelle fest – es bleibt sozusagen an ihr hängen. Dies liegt an der Tatsache, dass die Hautspannung an aktiven Körperstellen anders als zur umliegenden Haut ist. Hierdurch entstehen Vertiefungen oder Erhebungen der Haut, an denen sich das Tape anhaftet.

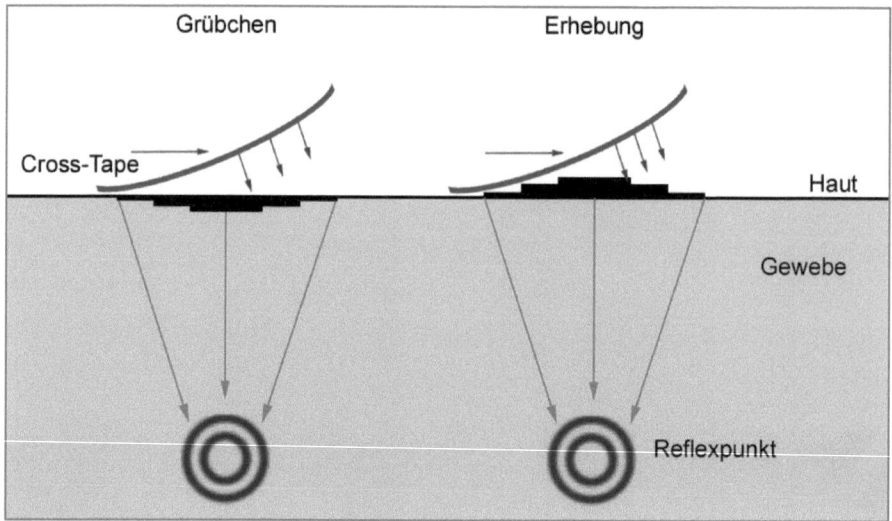

Abschließend muss das Cross-Tape nur mehr an der Haut festgestriffen werden.

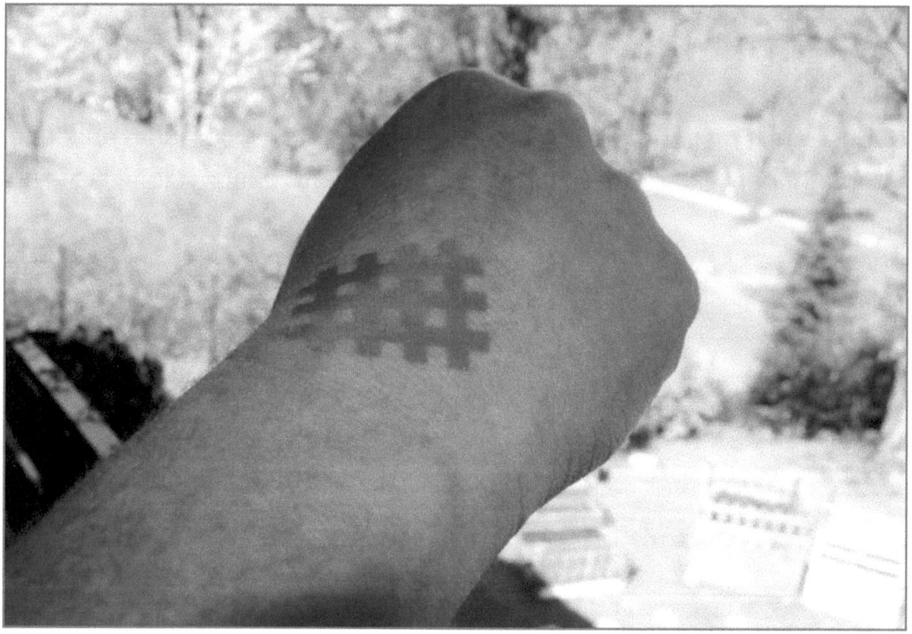

Für das Anbringen der Cross-Tapes, sollte das zu beklebende Hautareal fettfrei, trocken und enthaart sein. Hierbei ist das Kürzen der Körperbehaarung mit einer elektrischen Haarschneidemaschine auf ein Minimum ausreichend. So können Cross-Tapes bis zu einer Woche am Körper halten, je nachdem wie oft sie mit Wasser in Berührung kommen. Grundsätzlich hat man aber mit Cross-Tapes keinerlei Einschränkungen im Bereich deren Wirksamkeit, durch Duschen, schwimmen, Sport im Allgemeinen usw. Sollte sich ein Tape ablösen, kann es einfach wieder an der Körperstelle nachgeklebt werden, solange Bedarf besteht.

Folgend werden die Kontraindikatoren für Cross-Tapes aufgelistet:

- Hautverletzungen / offene Wunden an der zu beklebenden Stelle
- Pflasterallergien (bei plötzlichem Juckreiz mit Rötung, das Tape bitte sofort abnehmen und Kleberreste mit klarem Wasser entfernen)
- Noch nicht verheilte Narben an der zu beklebenden Stelle
- Hauterkrankungen (z.B. akute Neurodermitis)
- Einnahme von blutverdünnenden Medikamenten

Praktisches Vorgehen

Nach den Methodenerklärungen wird im Zuge dieses Kapitels das ideale Vorgehen zur Anwendung der Methoden erläutert. Zuerst sollte die Entscheidung getroffen werden, ob man mit der Methode der Selbstmassage oder des Cross-Tapings arbeiten möchte.

Anschließend ist folgendes Vorgehen ratsam:
1. Sofern Sie einen oder mehrere Spannungspunkte in ihrem Optimierungsbereich ausmachen können, bekleben Sie diese mit einem Cross-Tape der Größe C, oder massieren Sie diese

mit dem Ball in kleinen kreisenden Bewegungen für 30 Sekunden.

2. Weiter finden Sie heraus, in welchem Meridian-Verlauf (siehe Kapitel „myofasziale Meridiane") / Körperareal der Optimierungsbedarf liegt. Beeinflussen Sie dann die zugehörigen Akupunktur-Punkte mit der Methode ihrer Wahl. Sie finden in den folgenden Kapiteln, die relevanten Akupunktur-Punkte nach Körperarealen aufgegliedert.

3. Betrachten Sie abschließend das Körperareal, welches Sie optimieren wollen und identifizieren Sie die dominanten Meridiane für das Körperareal. Diese sind in der Übersichtsgrafik je Körperareal gesondert markiert (Schein, um den Meridian-Punkt). In den einzelnen Akupressur-Grafiken sind die dominanten Akupunktur-Punkte als volle Punkte gekennzeichnet. Diese Punkte sind ebenfalls zu beeinflussen, auch wenn der zugehörige Meridian nicht als zu optimieren empfunden wird, denn die beinhalteten Muskeln neigen zu chronischen Verkürzungen und können Ungleichgewichte eines Körperareals chronisch halten. Sie sind dominant über die anderen Muskeln des betroffenen Areals und können die nichtdominanten Muskeln immer wieder in ihr suboptimales Verhalten zurückholen.

Auch die ganzheitliche Regulation des gesamten Meridians ist über die Manipulation der zugehörigen Ausgleichspunkte (Xi-Punkte) – siehe letztes Inhalts-Kapitel dieses Buches – möglich.

Wichtig, abseits der Beeinflussung, ist gesunde, ausgleichende Bewegung! Die Manipulation der Akupunktur-Punkte eröffnet in erster Linie die neurologische Möglichkeit, schmerzfrei gesunde

Bewegungsmuster zu lernen und damit den Körper lange schmerzfrei zu erhalten.

In den folgenden Kapiteln werden Sie erfahren, wie Sie einzelne Körperareale praktisch beeinflussen können.

Hierfür haben Sie folgend eine Legende für die Grafiken der praktischen Kapitel:

Bl = Blasen-Meridian
Gb = Gallenblasen-Meridian
Ma = Magen-Meridian

MP = Milz-Pankreas-Meridian
Le = Leber-Meridian
Ni = Nieren-Meridian

Di = Dickdarm-Meridian
3EW = 3fach-Erwärmer-Meridian
Dü = Dünndarm-Meridian

Lu = Lungen-Meridian
Pe = Perikard-Meridian
He = Herz-Meridian

◎   Akupunktur-Punkt (Detailgrafiken)

●   dominanter Akupunktur-Punkt (Detailgrafiken)

○   dominanter Meridian-Verlauf (Übersichtsgrafiken)

●●●● Meridian-Verlauf

Es wird je Kapitel zuerst immer eine grafische Übersicht über alle Meridiane gegeben, die das thematisierte Körperareal beeinflussen. Hierbei sind dominante Meridiane-Verläufe hervorgehoben. Danach folgt eine Beschreibung der ganzheitlichen Zusammenhänge des jeweiligen Körperbereichs. Abschließend finden Sie Detailbeschreibungen zu den relevanten Akupunktur-Punkten. Diese sind sowohl grafisch dargestellt als auch im Text beschrieben – zuzüglich der jeweiligen Skelett-Muskeln, die sie beeinflussen.

Fuß

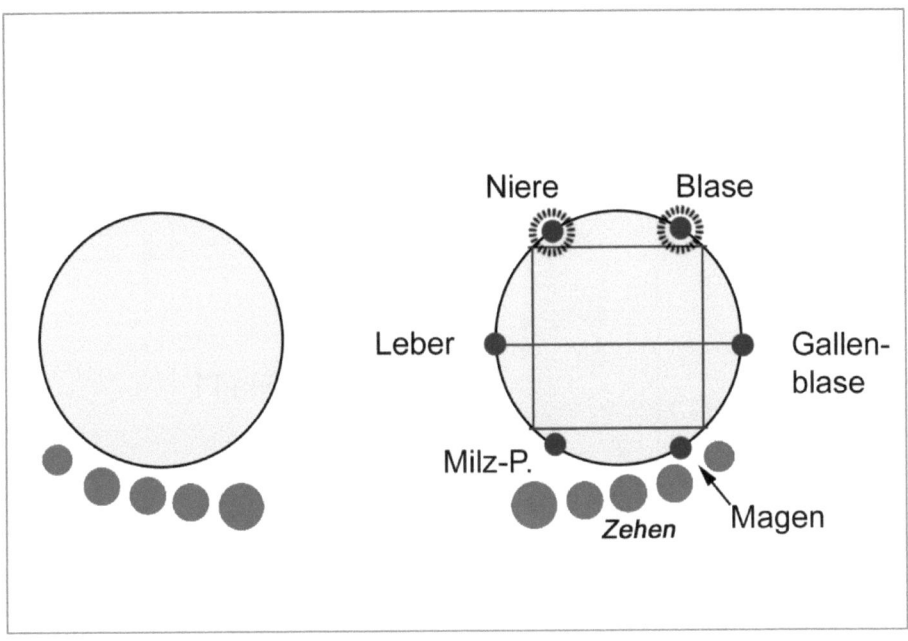

Ganzheitliche Zusammenhänge:

Der Bereich der Füße – spezieller des Fußgewölbes (stoßdämpfende Funktion) – hat die gesamte Last des Körpers zu tragen, wenn der Mensch geht, steht, läuft usw. Fehlstellungen im Bereich der Füße (Plattfuß, Spreizfuß, Hohlfuß, usw.) können weitreichende Auswirkungen auf den gesamten Körper, bis hin zum Kopf, haben. Zu wenig Bewegung, bzw. ausschließlich stark geführte Bewegung der Füße durch stabiles Schuhwerk, aber auch monotone Bewegungsmuster, können Belastungen auf die Füße begünstigen. Ein abwechslungsreiches Training der Fuß- und Sprunggelenks-Muskulatur, ohne Schuhe, ist daher ganzheitlich betrachtet, für den gesamten Bewegungsapparat, sinnvoll.

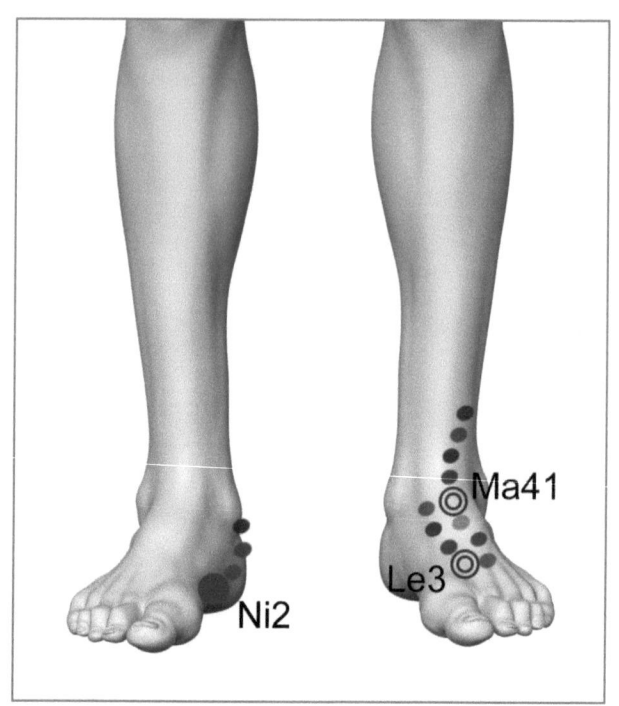

Punkt	Lokalisation	Muskeln
Ni2	auf Mitte der Fußgewölbe-Kante, in einer Vertiefung	m. flexor digitorum brevis
Le3	zwischen 1. und 2. Zehe, am körpernahen Beginn derer Mittelfußknochen	m. flexor hallucis brevis
Ma41	mittig in der Gelenksfalte des oberen Sprunggelenks	m. extensor digitorum longus

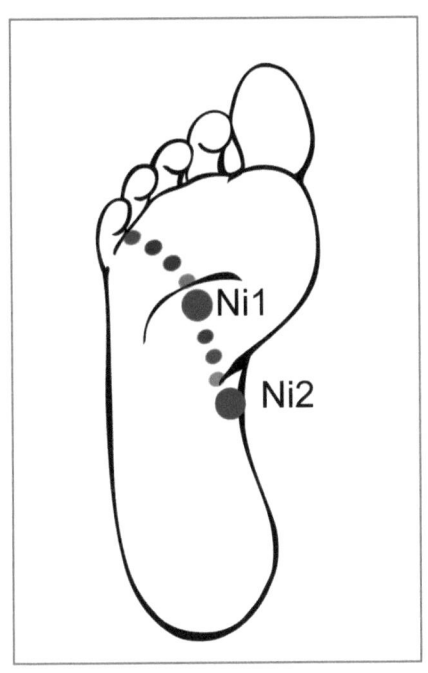

Punkt	Lokalisation	Muskeln
Ni1	mittig vor dem Beginn des Vorfußballens, in einer Vertiefung	faszia plantaris
Ni2	auf Mitte der Fußgewölbe-Kante, in einer Vertiefung	m. flexor digitorum brevis

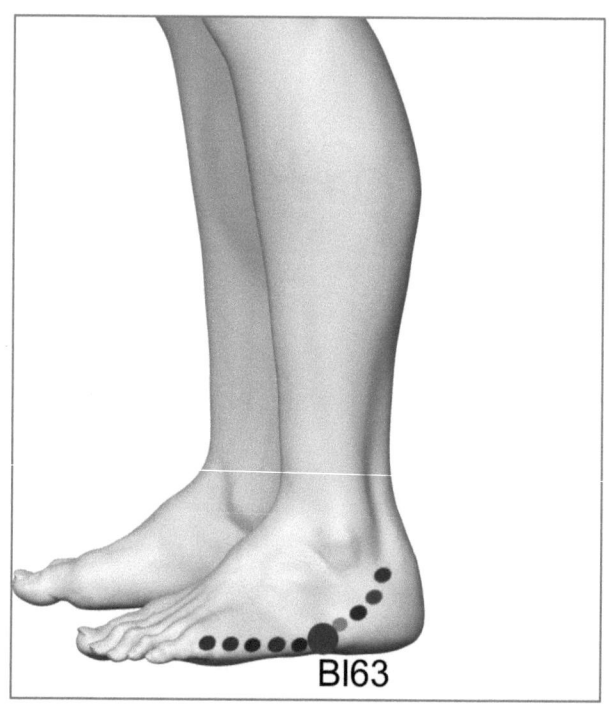

Bl63

Punkt	Lokalisation	Muskeln
Bl63	an der Außenkante des Fußes, hinter der Erhebung des 5. Mittelfußknochens	m. soleus

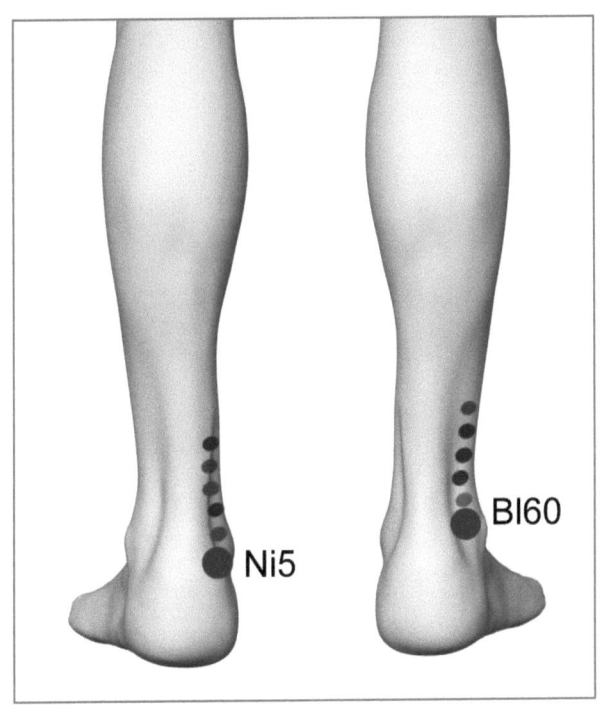

Punkt	Lokalisation	Muskeln
Ni5	Oberhalb des Fersenbeins, zwischen Wadenbein und Achillessehne	m. flexor digitorum longus
Bl60	hinter dem äußeren Knöchel, in einer Vertiefung	m. soleus m. gastrocnemius

Sprunggelenk

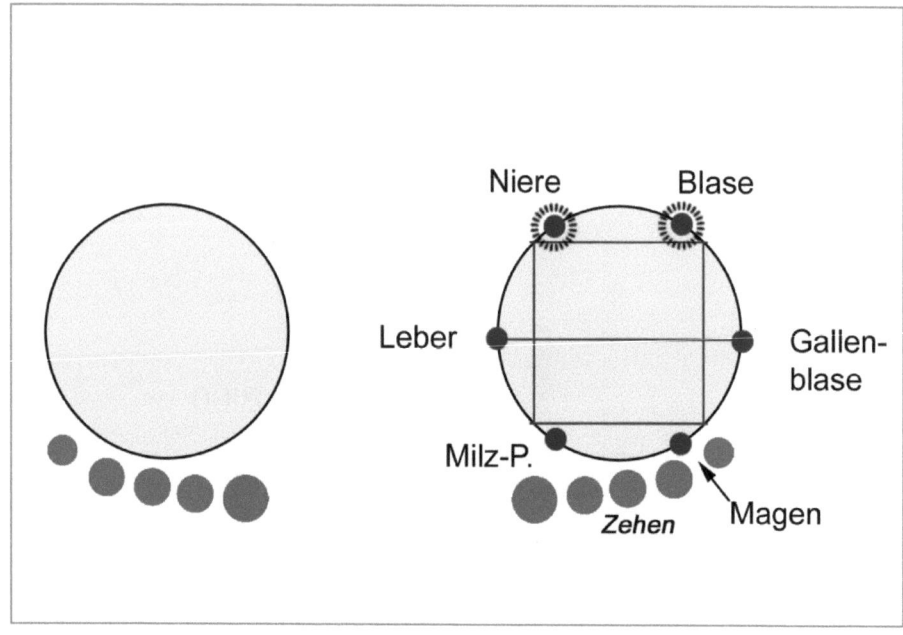

Ganzheitliche Zusammenhänge:

Auch wenn das Sprunggelenk häufiger, augenscheinlich im vorderen Bereich des Rists, Optimierungsbedarf besitzt, ist der dominant stützende Bereich der Wadenmuskulatur und der stoßdämpfende Bereich des Fußgewölbes für das Sprunggelenk immer relevant. Wenn die Wadenmuskulatur zu viel Spannung hält, neigt die gegenspielende Schienbeinmuskulatur im Bereich des oberen Sprunggelenks häufig zu Überlastungen. Besitzt der Fuß eine Fehlstellung / Schwäche im Bereich der Fußsohle, so kann der notwendige Ausgleich des Sprunggelenks dieses ebenfalls zur Überlastung bringen.

[48]

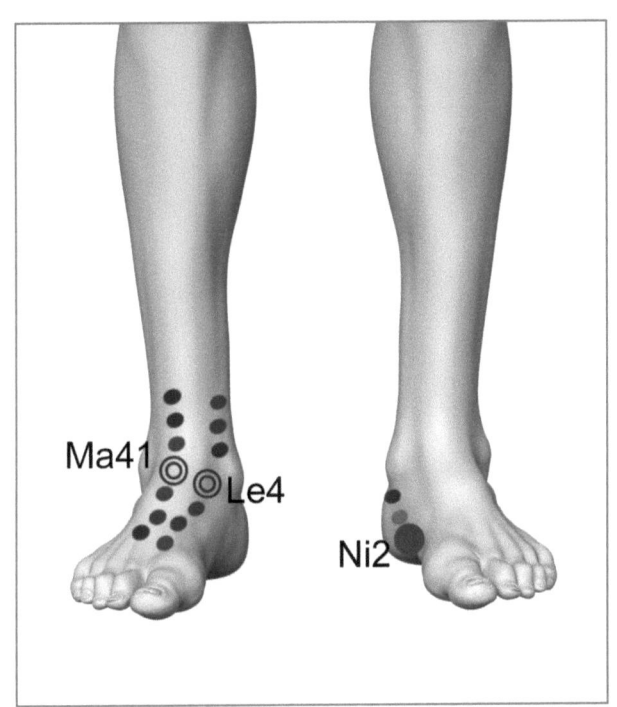

Punkt	Lokalisation	Muskeln
Ma41	mittig in der Gelenksfalte des oberen Sprunggelenks	m. extensor digitorum longus
Le4	in der Gelenksfalte des oberen Sprunggelenks, hinter der Sehne des m. tibialis anterior	m flexor hallucis longus
Ni2	auf Mitte der Fußgewölbe-Kante, in einer Vertiefung	m. flexor digitorum brevis

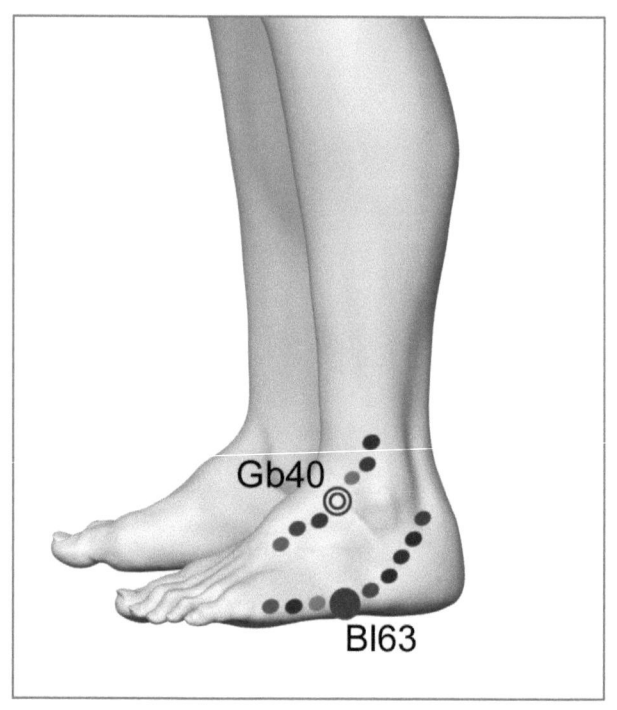

Punkt	Lokalisation	Muskeln
Bl63	an der Außenkante des Fußes, hinter der Erhebung des 5. Mittelfußknochens	m. soleus
Gb40	am äußeren Beginn der Sprunggelenksfalte, knapp unterhalb des äußeren Knöchels	mm. peroneii

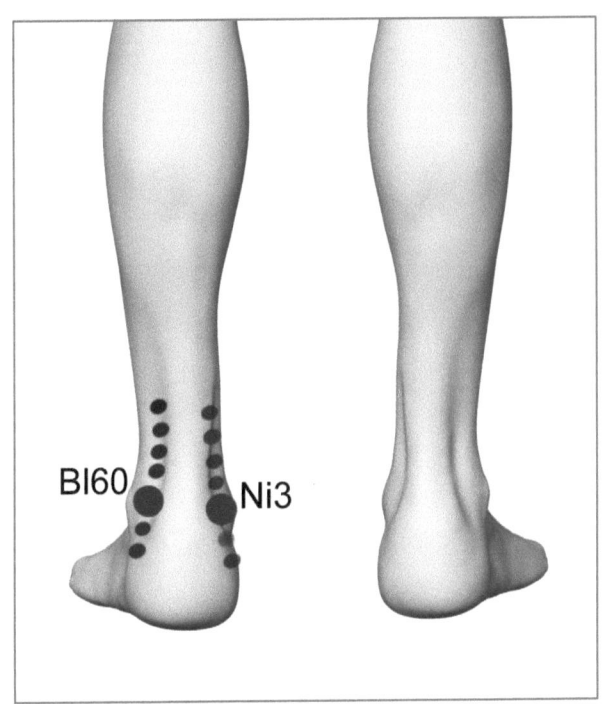

Punkt	Lokalisation	Muskeln
Bl60	hinter dem äußeren Knöchel, in einer Vertiefung	m. soleus m. gastrocnemius
Ni3	hinter dem inneren Knöchel, in einer Vertiefung	m. flexor digitorum longus

Unterschenkel

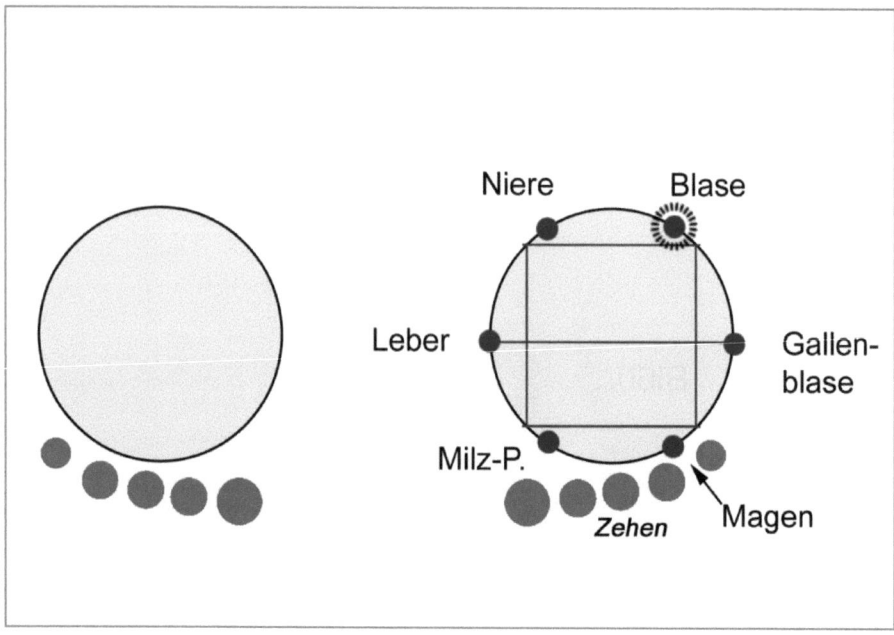

Niere Blase

Leber

Gallen-
blase

Milz-P.

Zehen Magen

Ganzheitliche Zusammenhänge:
Der Unterschenkel steht sehr stark in Verbindung mit der Funktionalität der Füße, aber auch des hinteren Oberschenkels. Hat der Fuß im Bereich des Fußgewölbes eine Fehlstellung, so kann dies Auswirkungen auf die Achillessehne und den weiteren Muskelverlauf der Wade haben. Ist der hintere Oberschenkel verkürzt, so kann dies auch Spannungen im Bereich der Wade hervorrufen. Die seitlichen und vorderen Areale des Unterschenkels sind meist durch die gerade beschriebenen, dominanten Bereiche beeinflusst und in ein Ungleichgewicht gebracht.

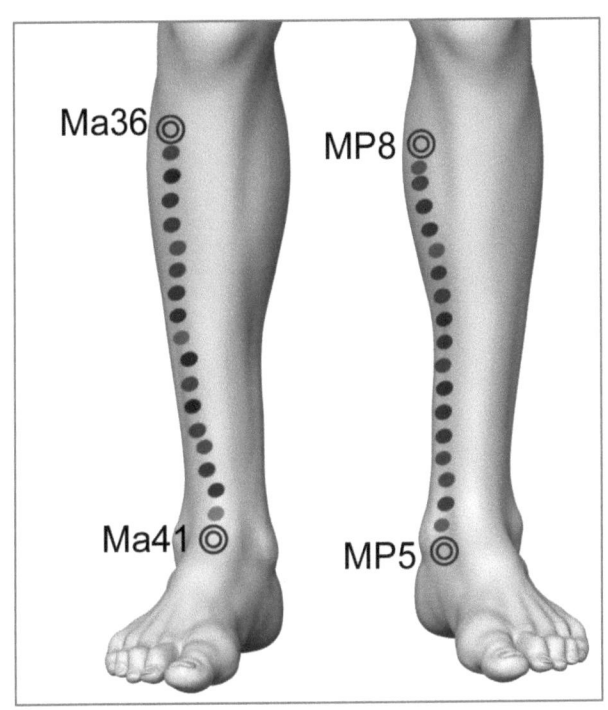

Punkt	Lokalisation	Muskeln
Ma36	3 Daumenbreiten unterhalb der äußeren, unteren Kniescheibenecke, in einer Vertiefung am m. tibialis anterior	m. tibialis anterior
Ma41	mittig in der Gelenksfalte des oberen Sprunggelenks	m. extensor digitorum longus
MP5	am inneren Beginn der Sprunggelenksfalte, knapp unter dem inneren Knöchel	m. abductor hallucis
MP8	3 Daumenbreiten unter der Kniegelenksfalte, bei gebeugtem Knie, direkt hinter dem Schienbein, in einer Vertiefung	m. tibialis posterior

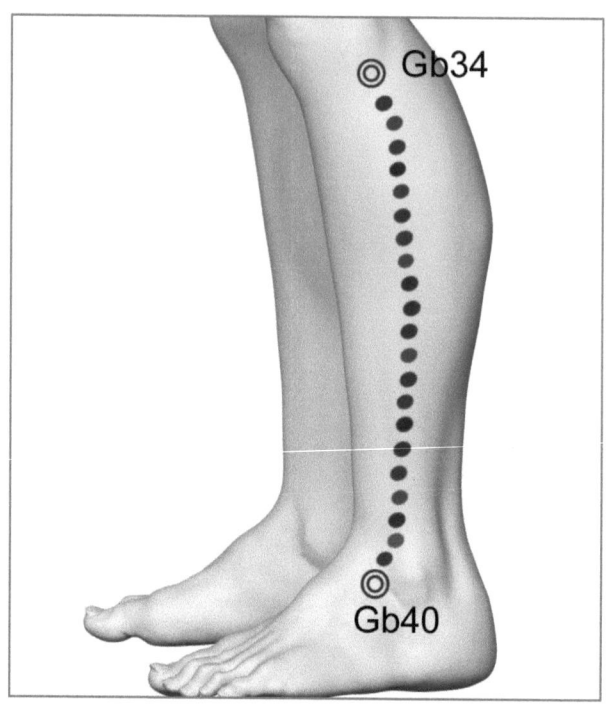

Punkt	Lokalisation	Muskeln
Gb34	unterhalb des tastbaren Wadenbeinkopfes am äußeren Knie	tractus iliotibialis
Gb40	am äußeren Beginn der Sprunggelenksfalte, knapp unterhalb des äußeren Knöchels	mm. peroneii

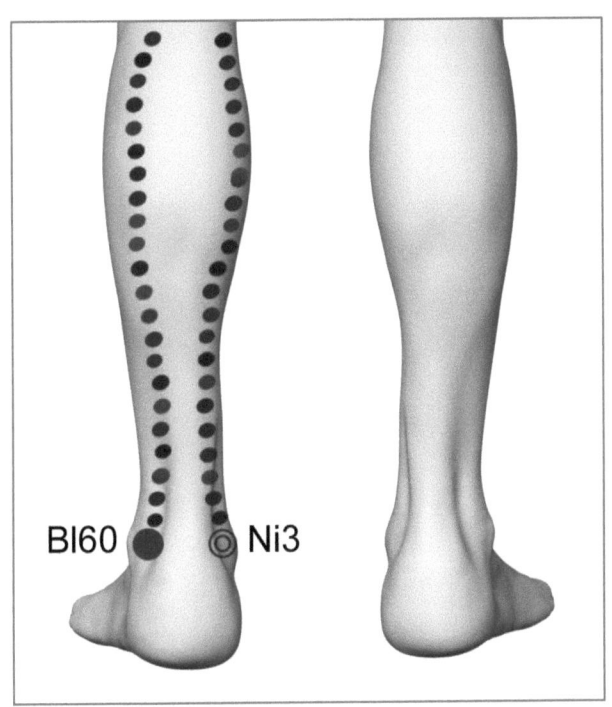

Punkt	Lokalisation	Muskeln
Bl60	hinter dem äußeren Knöchel, in einer Vertiefung	m. soleus m. gastrocnemius
Ni3	hinter dem inneren Knöchel, in einer Vertiefung	m. flexor digitorum longus

Knie

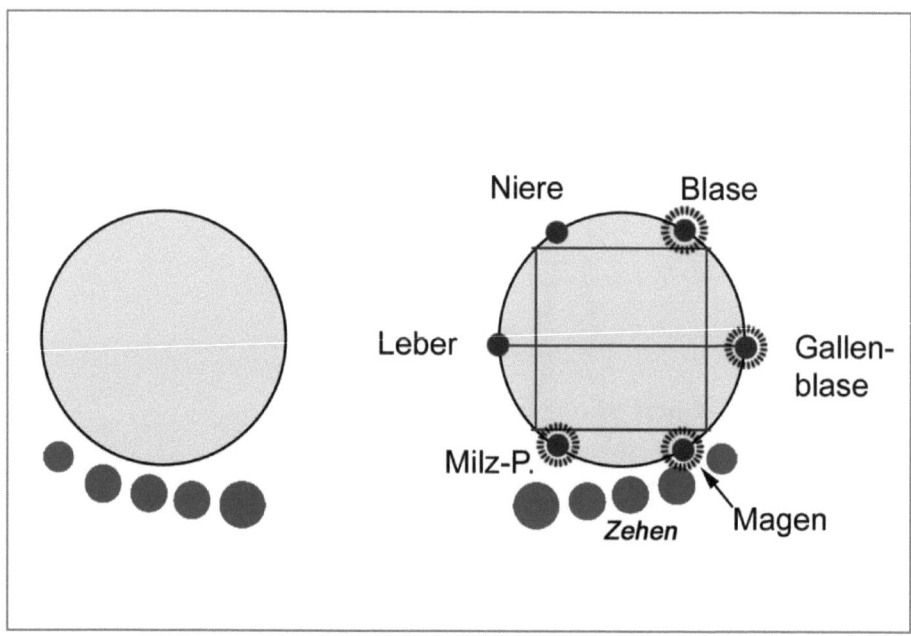

Niere Blase

Leber Gallen-blase

Milz-P.

Zehen Magen

Ganzheitliche Zusammenhänge:

Das Kniegelenk ist ein Gelenk mit sehr viel Bewegungsflexibilität. Demnach ist die muskuläre Stabilisation des Gelenks sehr wichtig, um Verletzungen des Bewegungsapparates in diesem Bereich vorzubeugen. Um dies zu unterstützen benötigt man ein flexibles und abwechslungsreiches Training, welches die stützende Muskulatur des Knies sowohl stärkt, aber auch beweglich erhält. Denn ist die Muskulatur um das Knie herum zu vielen monotonen Bewegungsmustern ausgesetzt, so kann diese überlasten und damit chronisch verkürzen. Durch diese konstante Verkürzung der Muskulatur kann eine verstärkte Kompression auf das Kniegelenk entstehen, was weiter zu funktionellen Problemen führen kann.

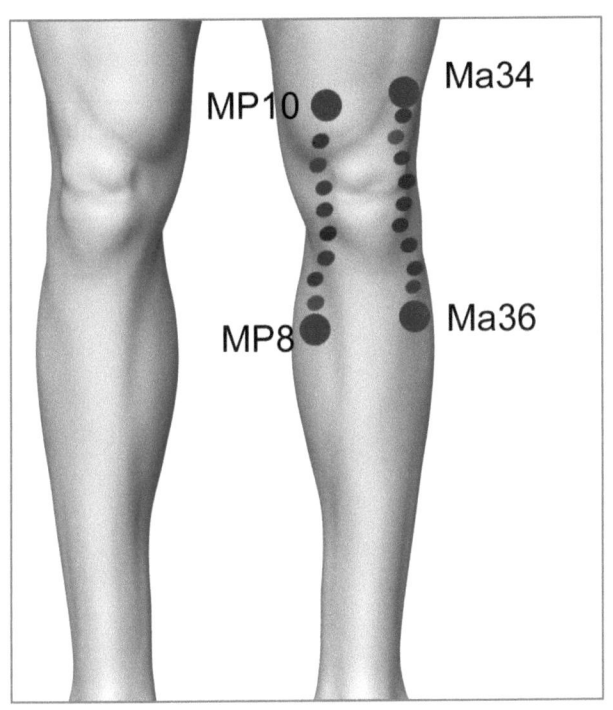

Punkt	Lokalisation	Muskeln
MP8	3 Daumenbreiten unter der Kniegelenksfalte, bei gebeugtem Knie, direkt hinter dem Schienbein, in einer Vertiefung	m. tibialis posterior
MP10	2 Daumenbreiten oberhalb der inneren, oberen Kniescheibenecke in einer Vertiefung des m. vastus medialis	m. adductor longus
Ma34	2 Daumenbreiten oberhalb der äußeren, oberen Kniescheibenecke, an der Kante	m. vastus lateralis (m. quadrizeps femoris)

	von m. rectus femoris und m. vastus lateralis, in einer Vertiefung	
Ma36	3 Daumenbreiten unterhalb der äußeren, unteren Kniescheibenecke, in einer Vertiefung am m. tibialis anterior	m. tibialis anterior

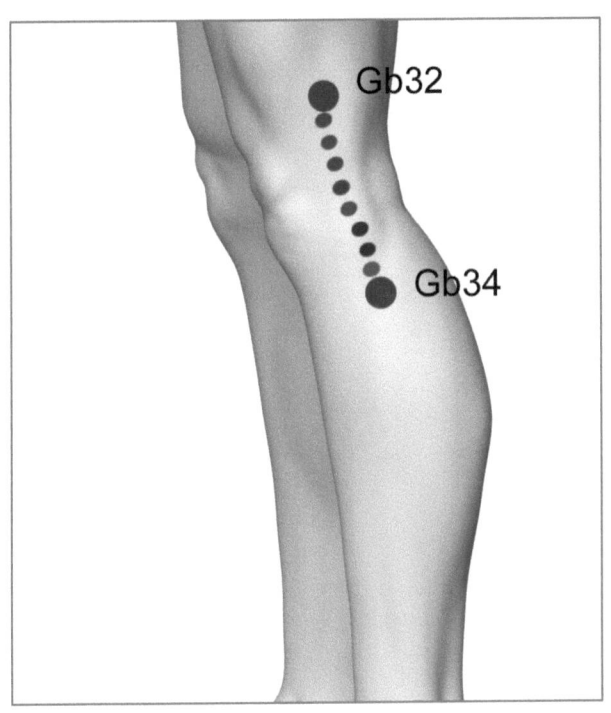

Punkt	Lokalisation	Muskeln
Gb32	5 Daumenbreiten oberhalb der äußeren Kniegelenksfalte in einer Vertiefung, hinter dem tractus iliotibialis	m. tensor fasciae latae
Gb34	unterhalb des tastbaren Wadenbeinkopfes am äußeren Knie	tractus iliotibialis

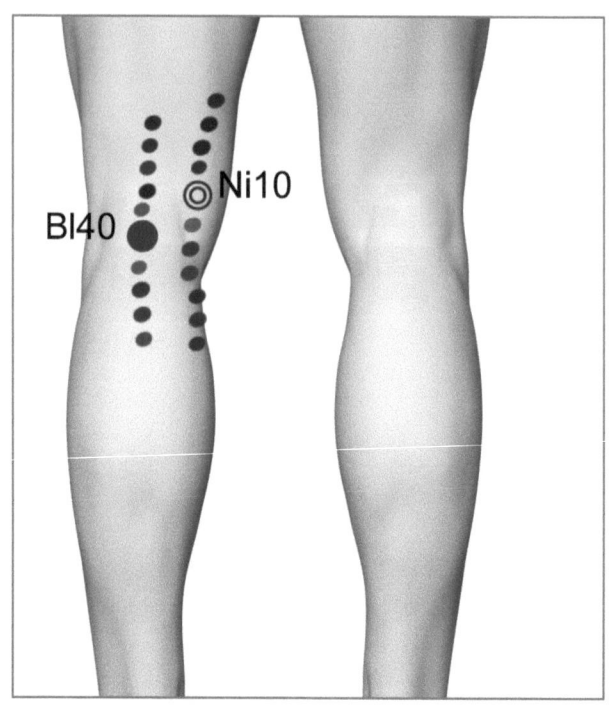

Punkt	Lokalisation	Muskeln
Bl40	mittig in der Kniekehle	m. plantaris
Ni10	leicht oberhalb der Kniekehlenmitte in einer Vertiefung mittig des Hamstrings	m. adductor magnus m. gracilis

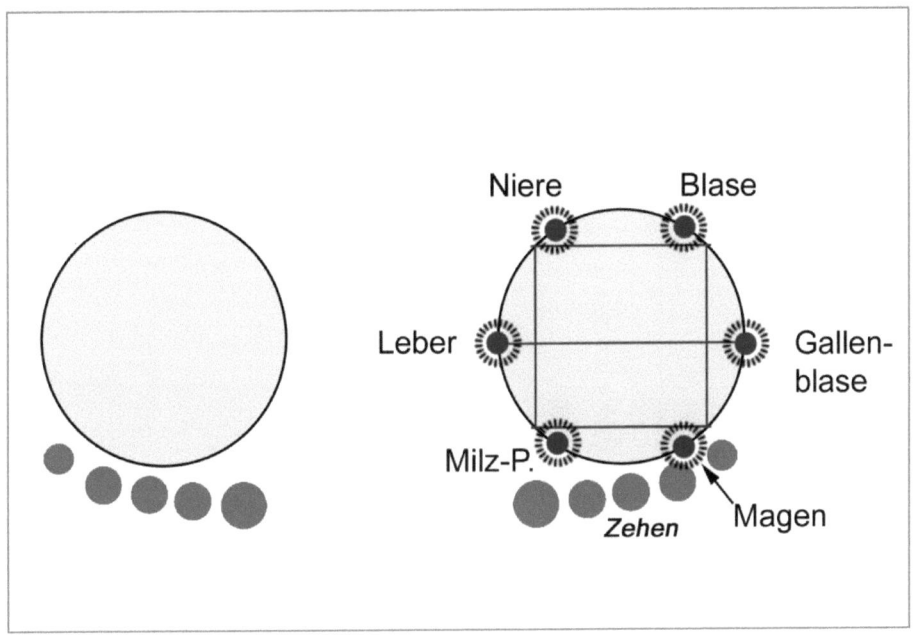

Ganzheitliche Zusammenhänge:

Da die Oberschenkel-Muskulatur, Teile der Hüfte / des Beckens, aber auch das Knie stabilisiert, ist die beteiligte Muskulatur sehr stark und beinhaltet Großteils Halte- und Stützmuskulatur. Wird diese zu selten oder ausschließlich in einem zu kleinen Bewegungsausmaß (z.B. häufiges sitzen, langes stehen oder in kleinen Schritten gehen) genutzt, neigt diese zur Überlastung und chronischen Verkürzung.

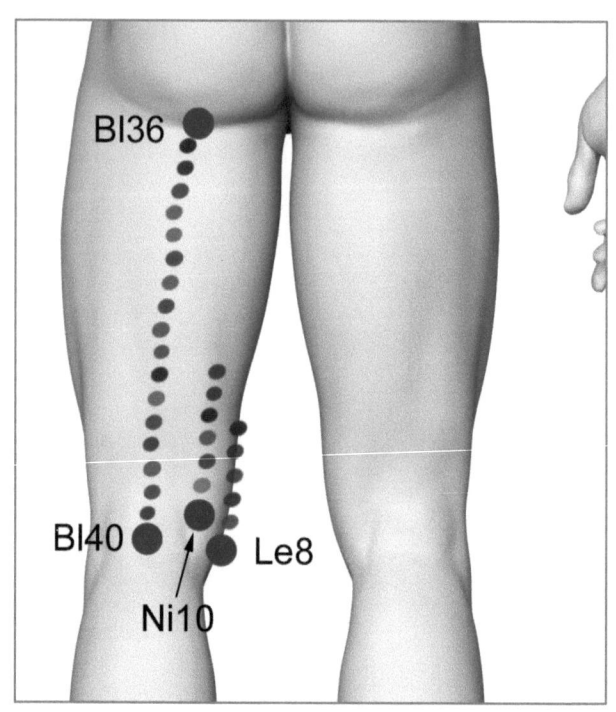

Punkt	Lokalisation	Muskeln
Bl36	mittig in der Gesäßfalte	Ischiocrurale Muskulatur
Bl40	mittig in der Kniekehle	m. plantaris
Ni10	leicht oberhalb der Kniekehlenmitte, in einer Vertiefung mittig des Hamstrings	m. adductor magnus m. gracilis
Le8	auf Höhe der Kniekehlenmitte, vor dem Hamstring, in einer Vertiefung am inneren Oberschenkel	m. adductor brevis

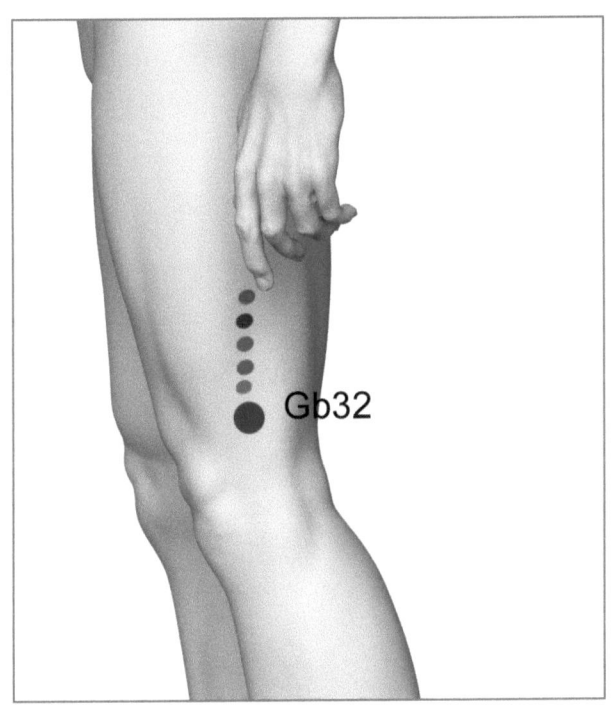

Punkt	Lokalisation	Muskeln
Gb32	5 Daumenbreiten oberhalb der äußeren Kniegelenksfalte in einer Vertiefung, hinter dem tractus iliotibialis	m. tensor fasciae latae

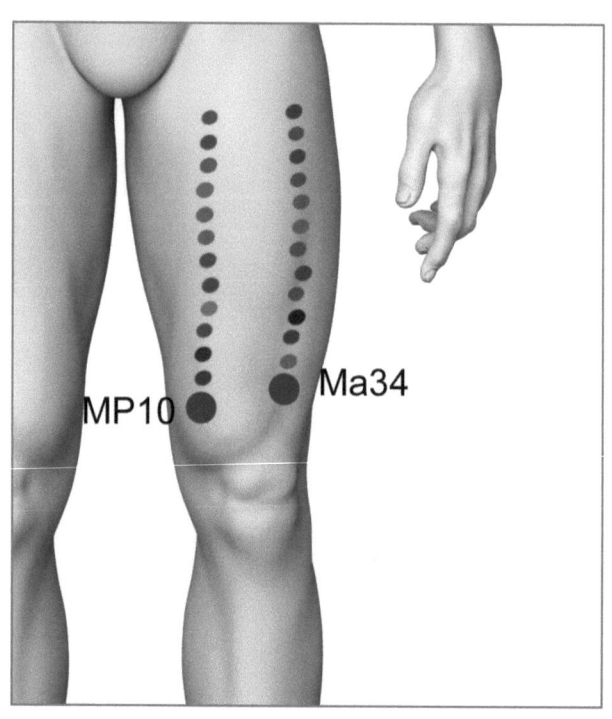

Punkt	Lokalisation	Muskeln
MP10	2 Daumenbreiten oberhalb der inneren, oberen Kniescheibenecke in einer Vertiefung des m. vastus medialis	m. adductor longus
Ma34	2 Daumenbreiten oberhalb der äußeren, oberen Kniescheibenecke, an der Kante von m. rectus femoris und m. vastus lateralis, in einer Vertiefung	m. vastus lateralis (m. quadrizeps femoris)

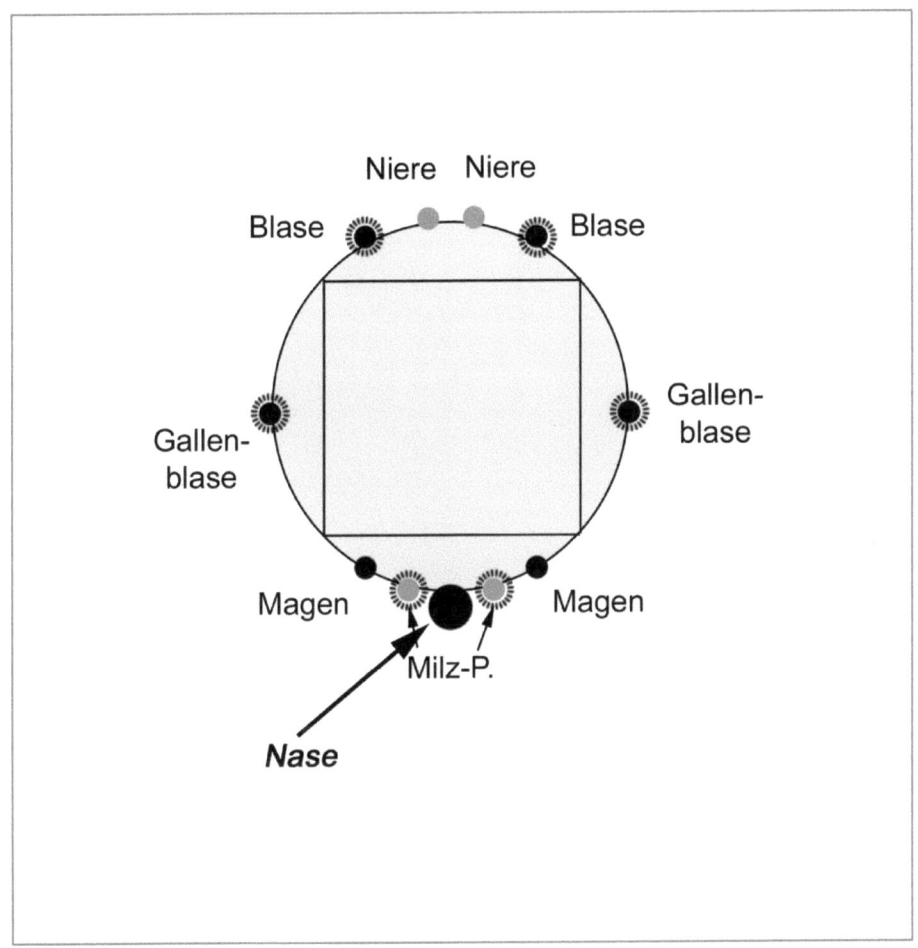

Ganzheitliche Zusammenhänge:

Die funktionell optimale Position des Beckens ist stark durch die Muskulatur der Beine bis hin zu der Funktionalität des menschlichen Fußgewölbes beeinflusst. Gibt es hier Dysbalancen, die aufgrund von monotoner, einseitiger oder zu wenig Bewegung entstehen können, kann dies die Vor-Rück-Neigung des Beckens beeinflussen, aber auch

[65]

eine Seit-Neigung (funktioneller Beckenschiefstand) des Beckens verursachen (vgl. Gibbons, Seite 46f) . Eine disfunktionelle Stellung des Beckens (Vor-Rück-Neigung) hat weiter Einfluss auf die Krümmung der Wirbelsäule, was bis zu Themen im Bereich des Nacken (Geierhals-Syndrom) und des Hinterkopfes führen kann. Bei einem funktionellen Beckenschiefstand kann eine Skoliose (Links-Rechts-Krümmung der Wirbelsäule) ausgelöst werden.

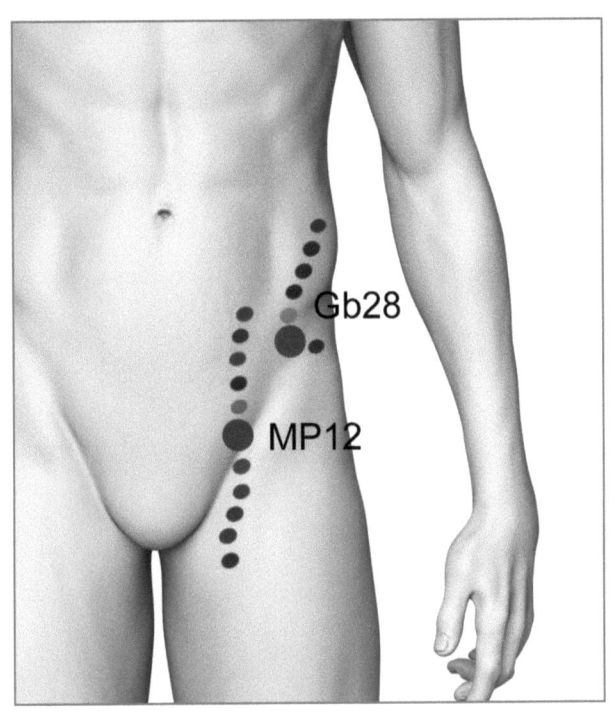

Punkt	Lokalisation	Muskeln
MP12	auf Höhe des Schambeins, in der Leistenbeuge, knapp unter der halben Strecke	m. iliopsoas
Gb28	einen Daumen unterhalt des vorderen Beckenstachels, knapp oberhalb des Beginns der Leistenbeuge	m. iliopsoas

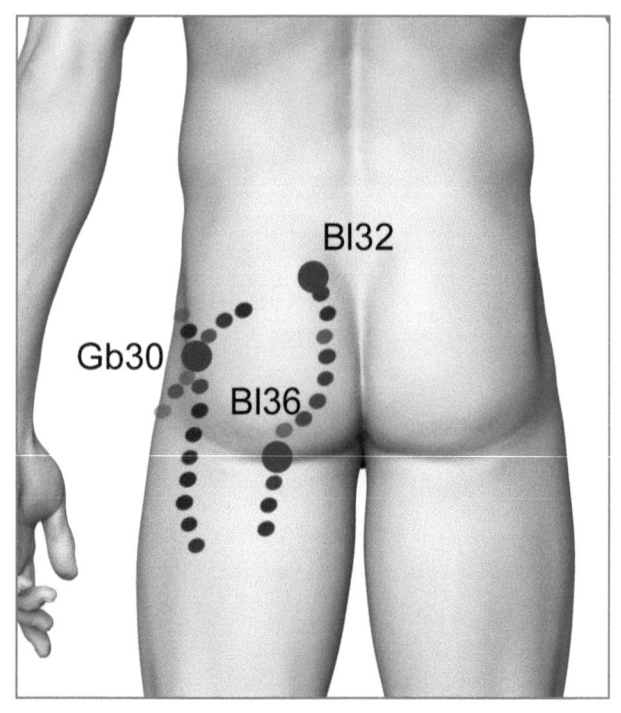

Punkt	Lokalisation	Muskeln
Gb30	mittig am äußeren Gesäß, in einer Vertiefung (oft stark druckempfindlich)	m. piriformis m. tensor fasciae latae
Bl36	mittig in der Gesäßfalte	Ischiocrurale Muskulatur
Bl32	neben des Beginns der mittleren Gesäßfalte, in einer Vertiefung	e. spinae

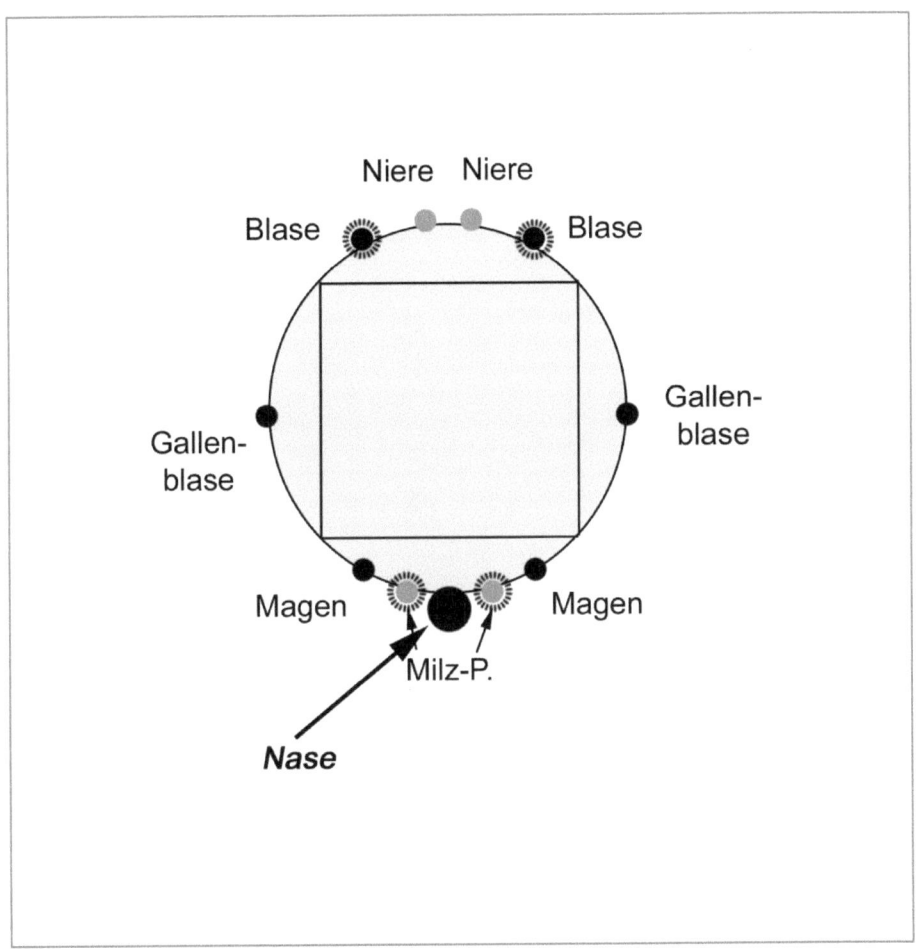

Ganzheitliche Zusammenhänge:

Der untere Rumpf ist in seiner Funktionalität maßgeblich durch die Gesäßmuskulatur und die hintere Beinmuskulatur beeinflusst. Auch eine Verkürzung der tiefen Bauchmuskulatur (m. iliopsoas – Milz-Pankreas-Meridian) – oft durch zu häufige sitzende Tätigkeit hervorgerufen – kann den unteren Rücken beeinflussen, indem sie die Lendenwirbelsäule in ein funktionelles Hohlkreuz zieht. Hier hält die Stützmuskulatur der Wirbelsäule gegen und überlastet dabei häufig.

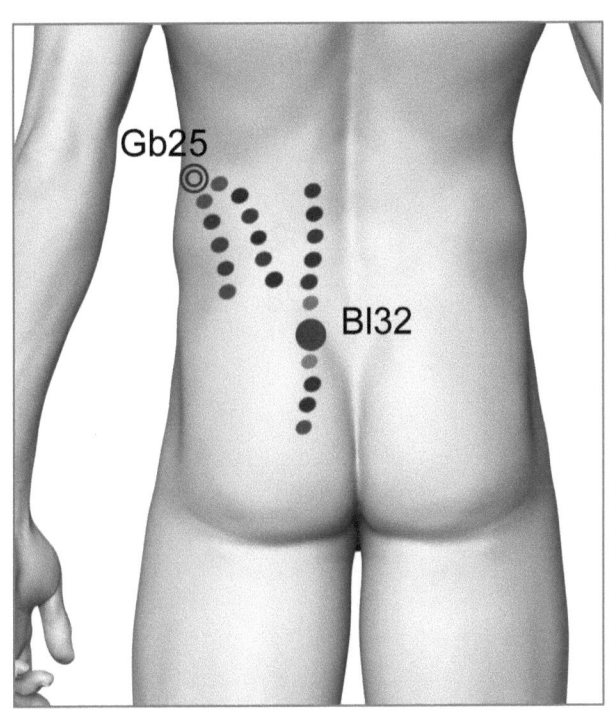

Punkt	Lokalisation	Muskeln
Gb25	unter der Spitze der letzten Rippe – auf der Mittellinie des Rumpfes, wenn man den spitz abgewinkelten Ellbogen anlegt	m. quadratus lumborum
Bl32	neben des Beginns der mittleren Gesäßfalte, in einer Vertiefung	e. spinae

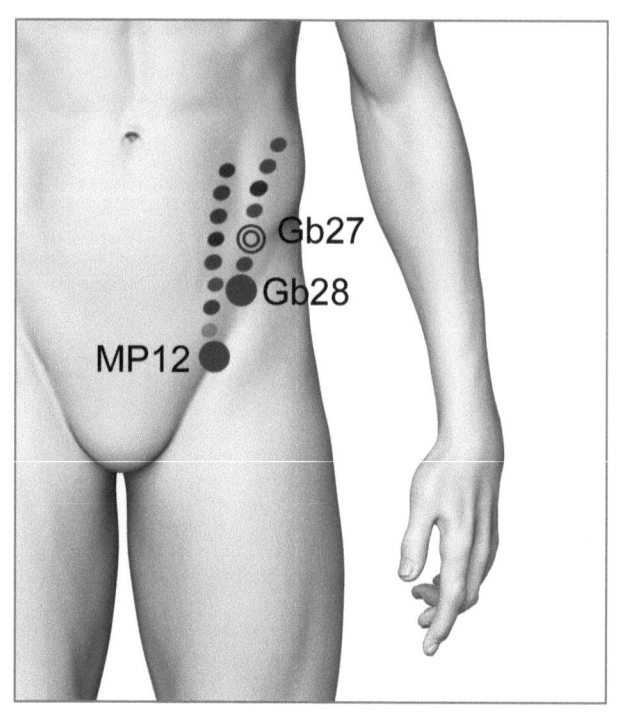

Punkt	Lokalisation	Muskeln
MP12	auf Höhe des Schambeins, in der Leistenbeuge, knapp unter der halben Strecke	m. iliopsoas
Gb27	auf der Höhe des vorderen Beckenstachels, in einer Vertiefung, auf der Bauchmuskulatur neben dem Knochen	m. iliopsoas
Gb28	einen Daumen unterhalt des vorderen Beckenstachels, knapp oberhalb des Beginns der Leistenbeuge	m. iliopsoas

Oberer Rumpf

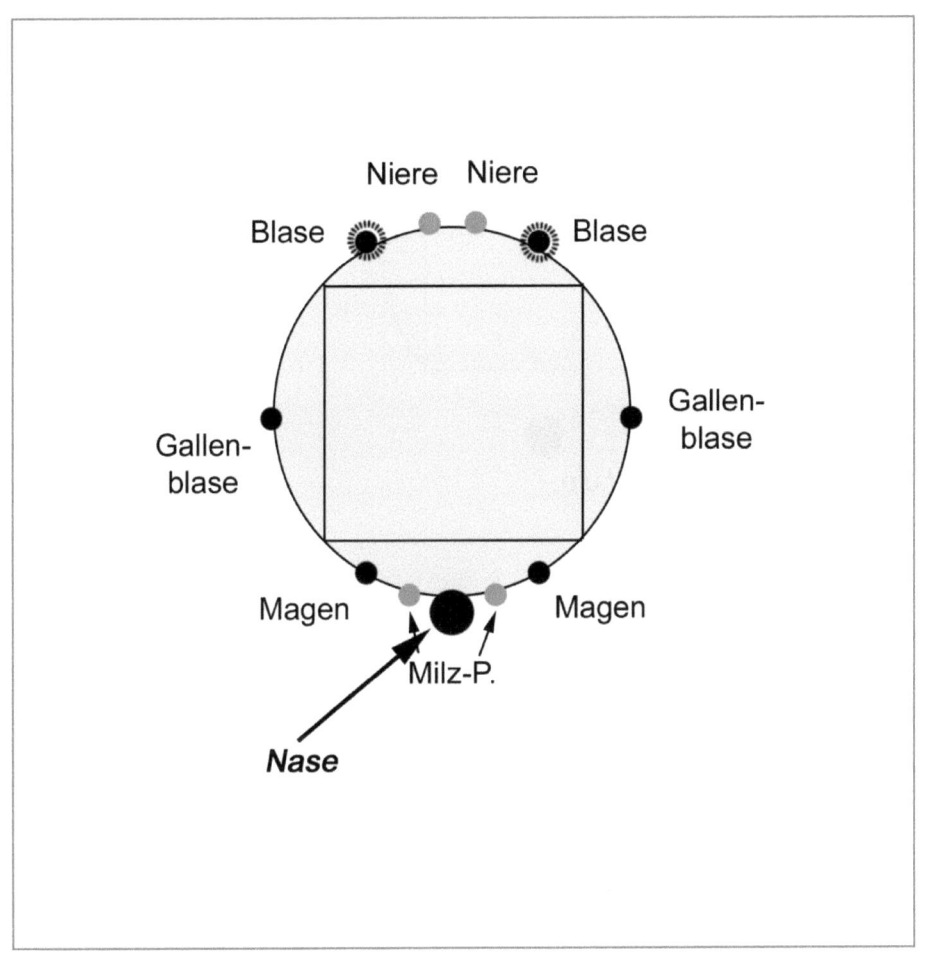

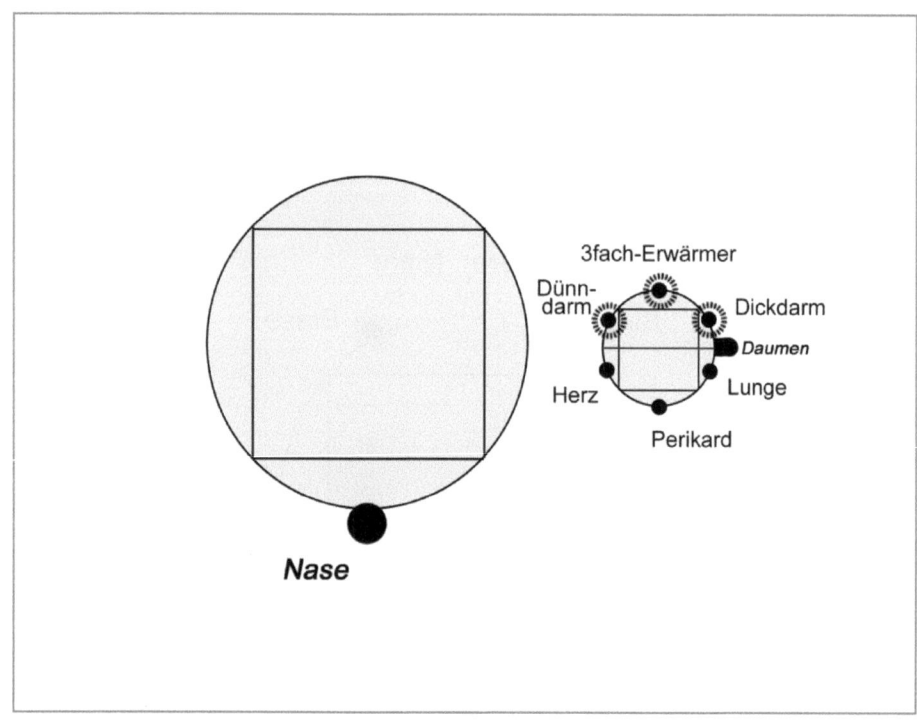

Ganzheitliche Zusammenhänge:

Der Bereich des oberen Rückens kann auf verschiedene Arten, auch disfunktionell, beeinflusst werden. Einerseits kann eine Beeinflussung aufgrund einer grundsätzlichen Körperhaltung (kommend aus der Bein-Becken-Kombination) geschehen. Andererseits ist der obere Rumpf auch bereits im Einflussbereich unserer Armtätigkeiten. Hier kann gerade bei monotoner Arbeit mit nach vorne, oder nach oben gestreckten Armen eine starke funktionelle Veränderung geschehen.

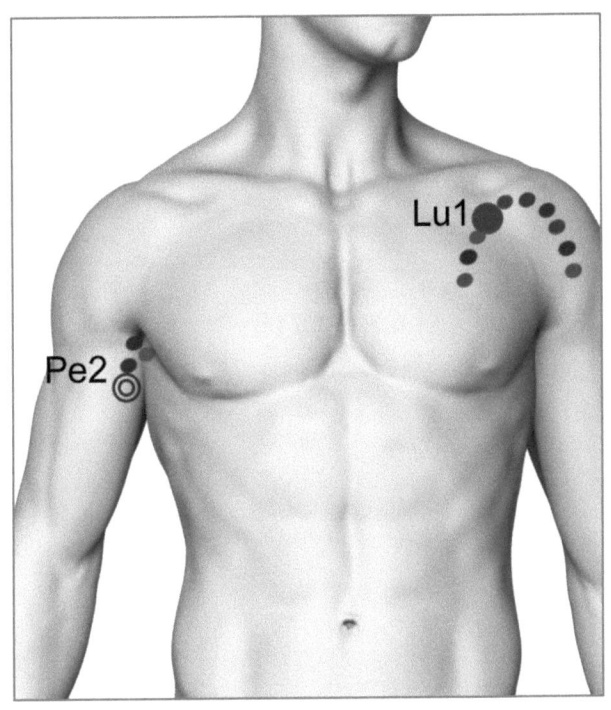

Punkt	Lokalisation	Muskeln
Pe2	2 Daumenbreiten unterhalb der Achselfalte, in einer Vertiefung am inneren m. bizeps brachii	m. teres major m. subscapularis
Lu1	in der großen Vertiefung zwischen Schlüsselbein und Brustmuskel	m. pectoralis minor m. deltoideus anterior

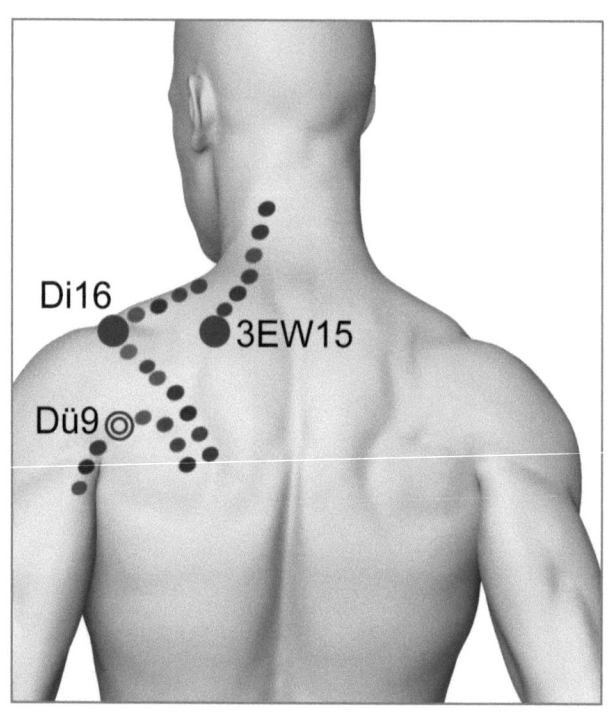

Punkt	Lokalisation	Muskeln
Di16	im Treffpunkt von Schulterblatt und Schlüsselbein, bereits am Weichgewebe	m. trapezius
Dü9	1 Daumenbreite oberhalb der hinteren Achselfalte, in einer Vertiefung	m. infraspinatus m. teres minor
3EW15	an der oberen, inneren Ecke des Schulterblatts – meist stark druckempfindlicher Punkt	m. levator scapulae

Handgelenk

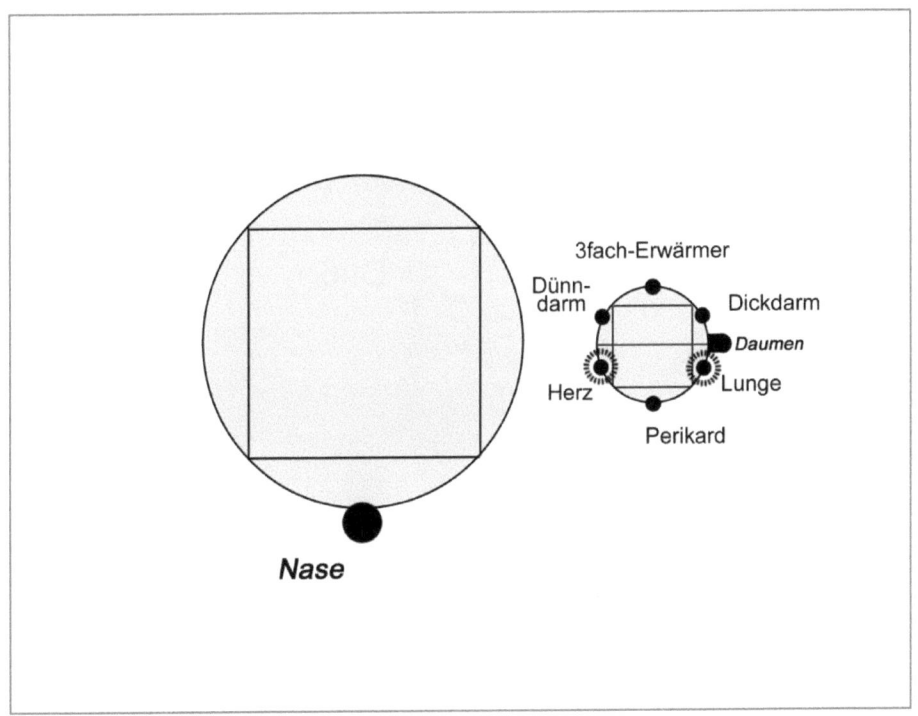

Ganzheitliche Zusammenhänge:

Das Handgelenk ist meistens durch die Tätigkeiten unserer Hände beeinflusst. Jedoch kann auch eine allgemeine disfunktionelle Körperhaltung, Probleme des Handgelenks begünstigen. Zum Beispiel kann durch eine verkürzte Brustmuskulatur (Rundschultern) eine myofasziale Thematik im Bereich des inneren Handgelenks verstärkt werden.

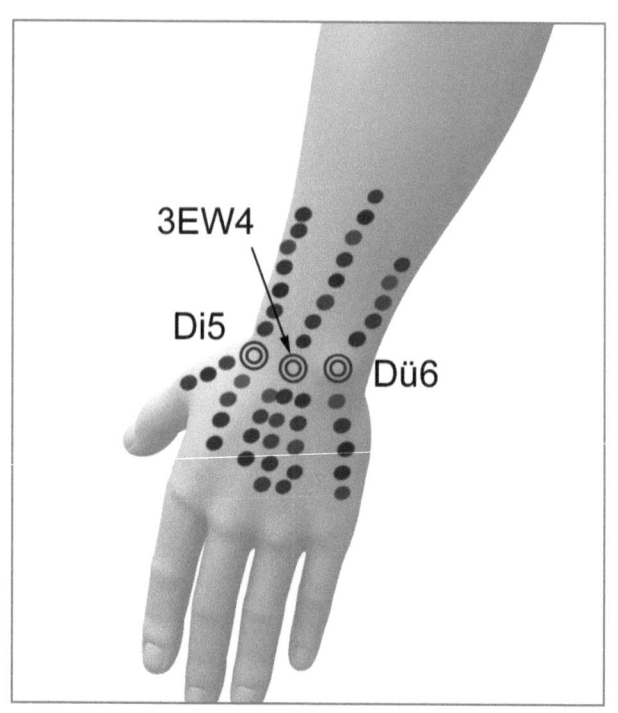

Punkt	Lokalisation	Muskeln
Di5	in der Handgelenksfalte, zwischen den zwei Sehnen bei abgespreizten Daumen	mm. extensor policis
3EW4	mittig in der Handgelenksfalte	m. extensor digitorum
Dü6	auf der knöchernen Erhebung des hinteren, kleinfingerseitigen Handgelenks	m. extensor carpi ulnaris

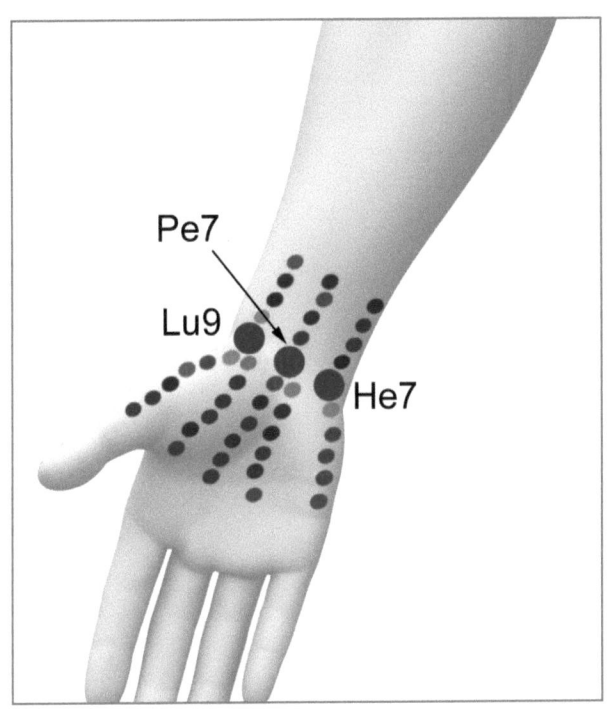

Punkt	Lokalisation	Muskeln
Lu9	in der Handgelenksfalte, neben der Sehne in Richtung außen, bei abgespreizten Daumen – in einer Vertiefung	m. flexor policis brevis
Pe7	mittig in der Handgelenksfalte	m. flexor digitorum superficialis m. flexor carpi radialis m. palmaris longus
He7	in der Handgelenksfalte, direkt neben der Sehne in Richtung innen, bei abgespreizten kleinem Finger, in einer Vertiefung	m. flexor carpi ulnaris

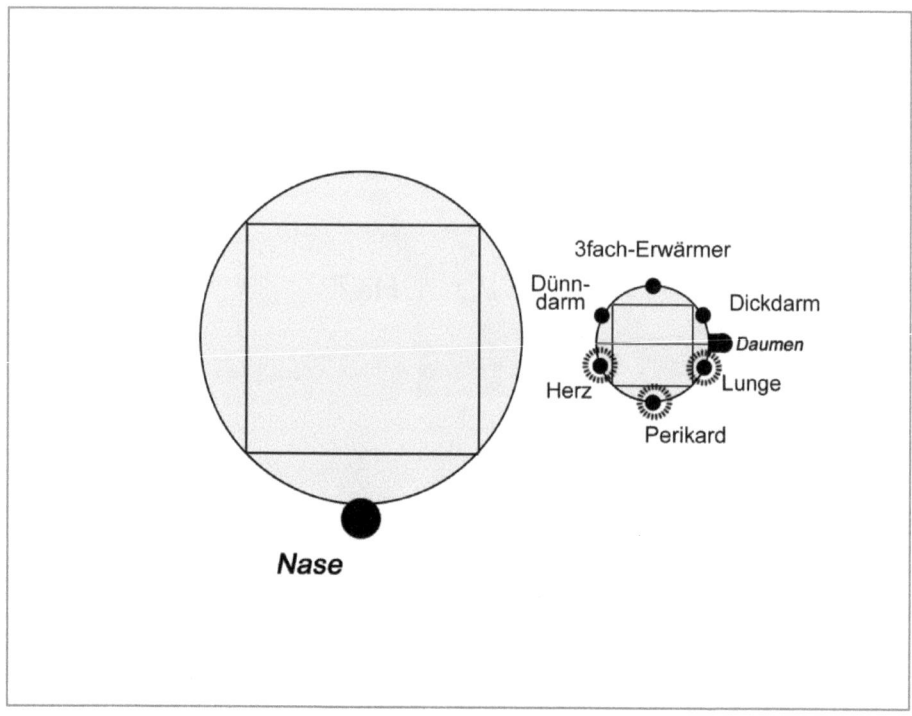

Ganzheitliche Zusammenhänge:

Auch der Bereich des Unterarms ist stark durch manuelle Greif-Tätigkeiten, aber auch durch den oberen Bereich des Rumpfs beeinflusst. Weiter markant ist, dass die gänzliche Muskulatur des inneren Unterarms als Stützmuskulatur des Handgelenks agiert – bei Überlastung neigt diese daher zu chronischen Verkürzungen. Mobilisierendes Flexibilitätstraining von Hand / Handgelenk / Unterarm sollte daher in keinem Gesundheits-Trainings-Programm fehlen.

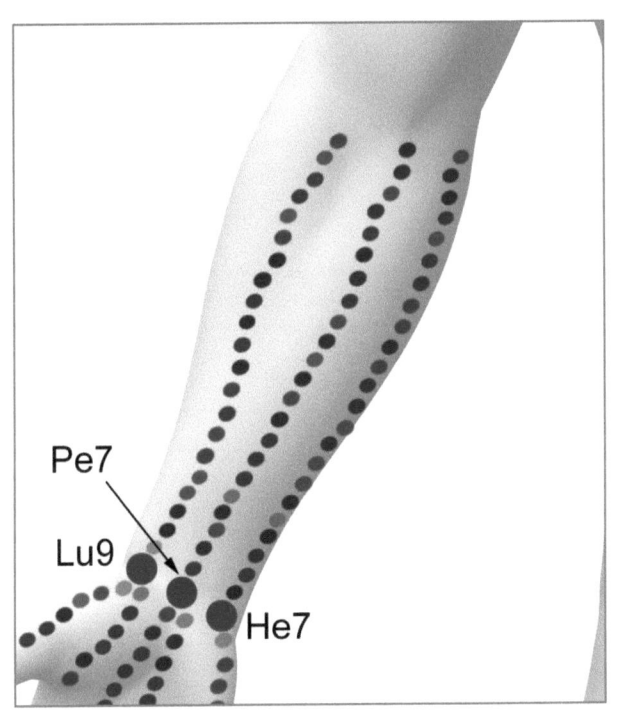

Punkt	Lokalisation	Muskeln
Lu9	in der Handgelenksfalte, neben der Sehne in Richtung außen, bei abgespreizten Daumen – in einer Vertiefung	m. flexor policis brevis
Pe7	mittig in der Handgelenksfalte	m. flexor digitorum superficialis m. flexor carpi radialis m. palmaris longus
He7	in der Handgelenksfalte, direkt neben der Sehne in Richtung innen, bei abgespreizten kleinem Finger, in einer Vertiefung	m. flexor carpi ulnaris

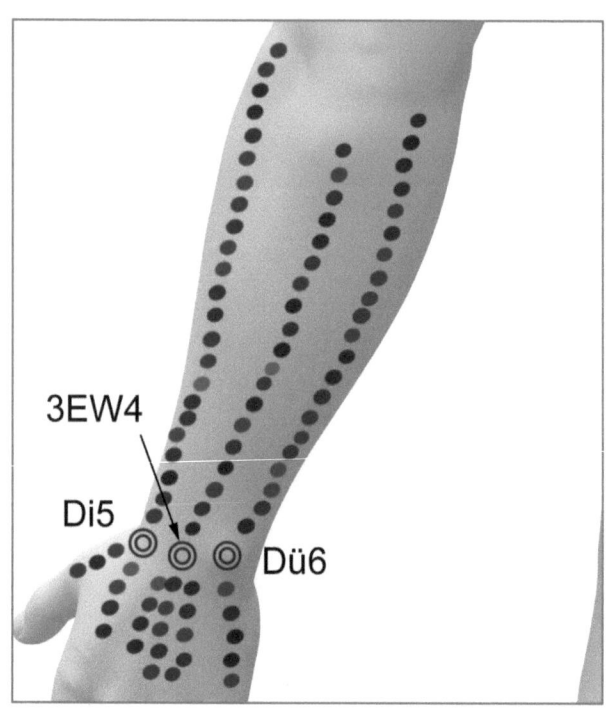

Punkt	Lokalisation	Muskeln
Di5	in der Handgelenksfalte, zwischen den zwei Sehnen bei abgespreizten Daumen	mm. extensor policis
3EW4	mittig in der Handgelenksfalte	m. extensor digitorum
Dü6	auf der knöchernen Erhebung des hinteren, kleinfingerseitigen Handgelenks	m. extensor carpi ulnaris

Ellbogen

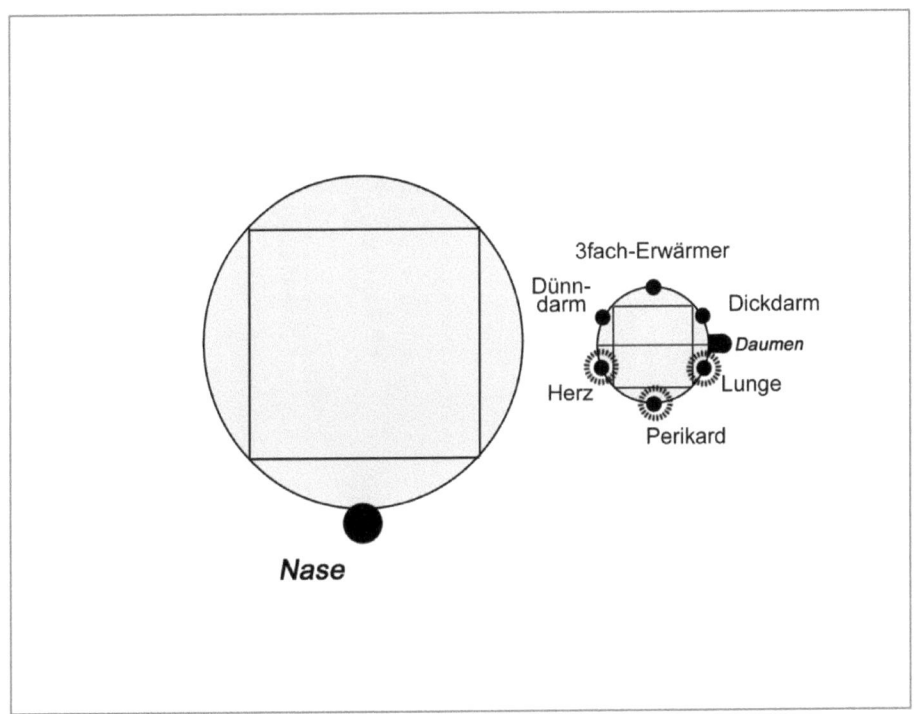

Ganzheitliche Zusammenhänge:

Obwohl die am Ellbogen beteiligte Muskulatur ausschließlich im Bereich der Beuger-Muskulatur zu Verkürzungen neigt, werden funktionelle Probleme des Ellbogens Großteils auf der Strecker-Muskulatur wahrgenommen (z.B. Tennisellbogen). Ausnahme hierbei ist der funktionelle Golferellbogen, der sich an der Ellbogeninnenseite befindet.

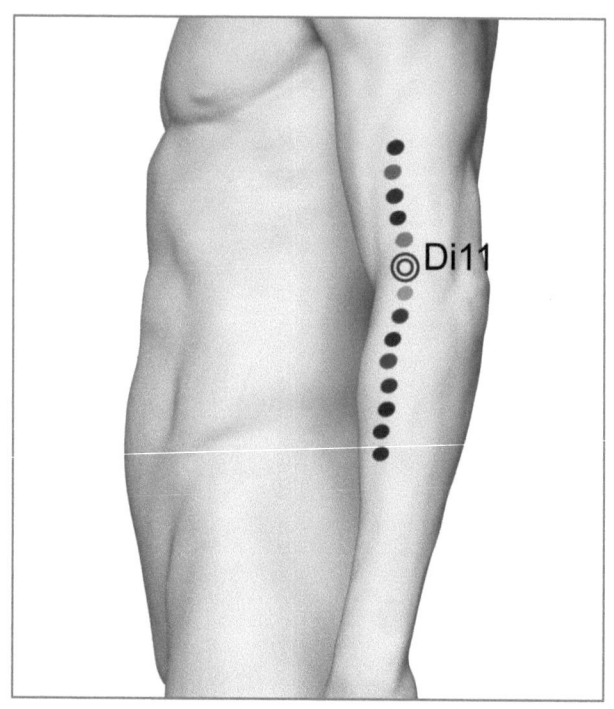

Punkt	Lokalisation	Muskeln
Di11	am äußeren Ende der Ellbogenfalte bei gewinkeltem Ellbogen, in einer Vertiefung	m. brachioradialis

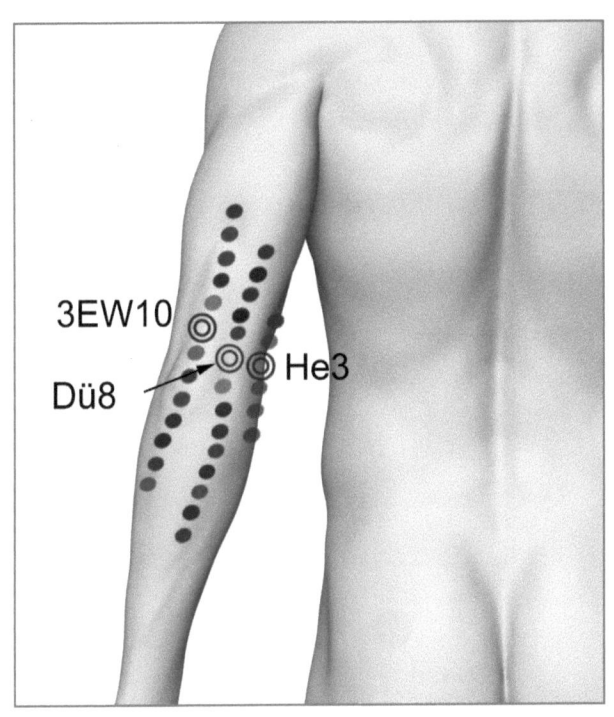

Punkt	Lokalisation	Muskeln
3EW10	1 Daumenbreite oberhalb der Ellbogenspitze, bei gebeugtem Ellbogen – in einer Vertiefung	m. trizeps brachii
Dü8	in der Vertiefung zwischen den zwei Knochen (Elle und Oberarmknochen)	m. trizeps brachii
He3	in Verlängerung der inneren Ellbogenfalte, vor der knöchernen Erhebung	m. trizeps brachii

Oberarm

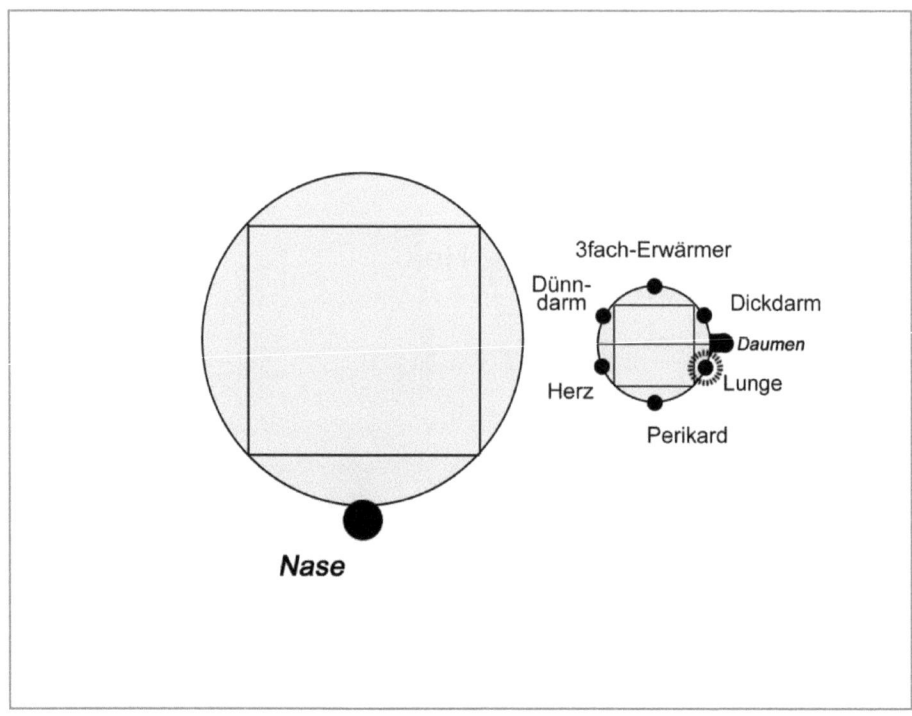

Ganzheitliche Zusammenhänge:

Durch eine Verkürzung der Brustmuskulatur, kombiniert mit Arbeitstätigkeiten, bei konstant gewinkeltem Ellbogen, kann die Oberarmmuskulatur im Bereich des m. bizeps brachii zu Verkürzungen neigen. Dies kann Auswirkungen auf die hintere Strecker-Muskulatur des Oberarms (unterliegt hier konstanter Dehnung), aber auch auf Unterarm, Handgelenk, oder den Bereich der vorderen Schulter haben.

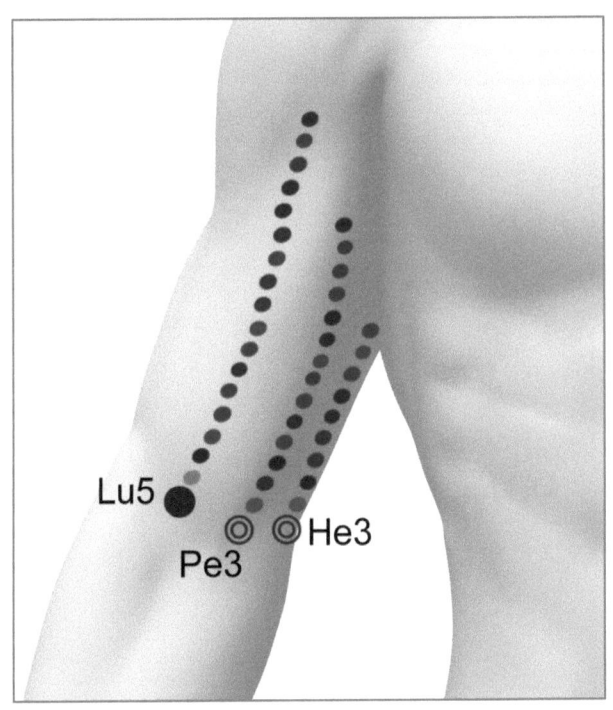

Punkt	Lokalisation	Muskeln
Lu5	in der Ellbogenfalte, außerhalb und neben der Bizepssehne	m. bizeps brachii
Pe3	in der Ellbogenfalte, innerhalb und neben der Bizepssehne	m. pronator teres
He3	in Verlängerung der inneren Ellbogenfalte, vor der knöchernen Erhebung	m. trizeps brachii

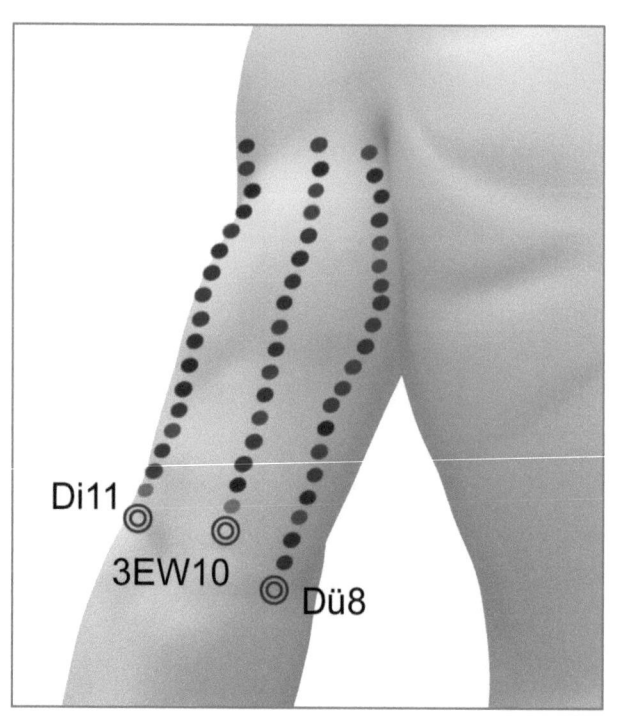

Punkt	Lokalisation	Muskeln
Di11	am äußeren Ende der Ellbogenfalte bei gewinkeltem Ellbogen, in einer Vertiefung	m. bizeps brachii
3EW10	1 Daumenbreite oberhalb der Ellbogenspitze, bei gebeugtem Ellbogen – in einer Vertiefung	m. trizeps brachii
Dü8	in der Vertiefung zwischen den zwei Knochen (Elle und Oberarmknochen)	m. trizeps brachii

Schulter

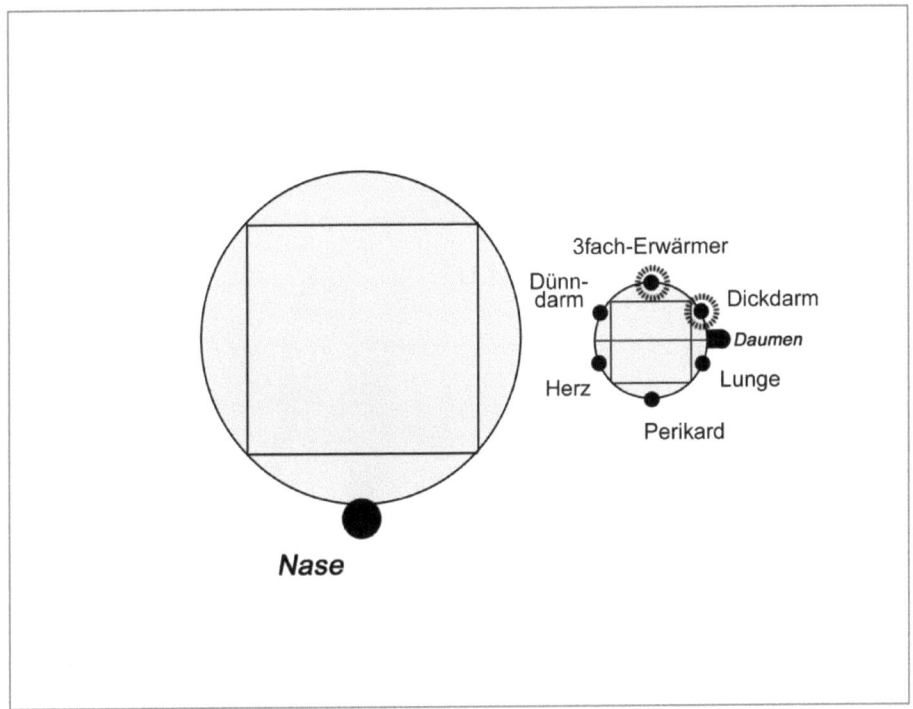

Ganzheitliche Zusammenhänge:

Besonders der Bereich der Schulter kann durch die Tätigkeiten der Arme beeinflusst werden. Hierbei sind Tätigkeiten mit nach vorne gestreckten und erhobenen Armen besonders anfällig für Überlastungssyndrome der Schultern. Daher sind in einem Gesundheits-Trainings-Konzept vermehrt öffnende und streckende Übungen der Arme einzuplanen, was auch balancierende Auswirkungen auf den oberen Rumpf hat. Ähnlich wie das Knie, ist die Schulter von Grund auf ein sehr flexibles Gelenk und besitzt deshalb eine starke Stützmuskulatur, um es vor Luxationen zu schützen. Dadurch neigt diese sehr häufig zu chronischen Verkürzungen, welche funktionelle Störungen auslösen können.

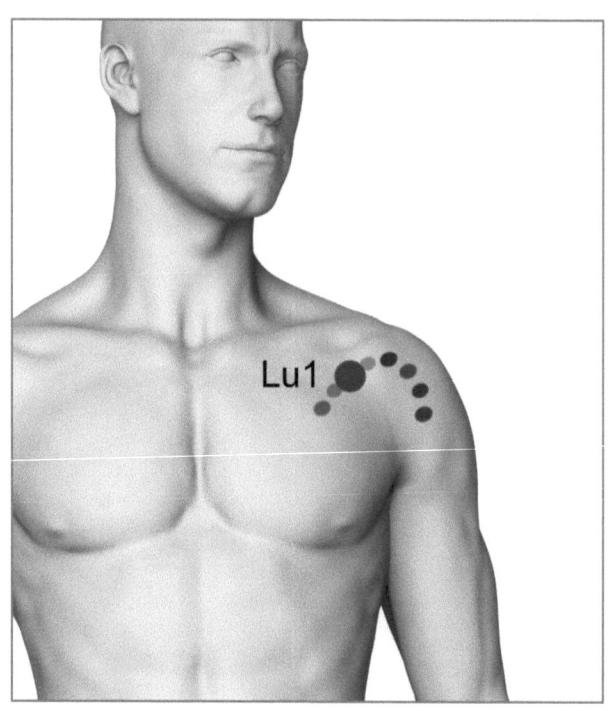

Punkt	Lokalisation	Muskeln
Lu1	in der großen Vertiefung zwischen Schlüsselbein und Brustmuskel	m. pectoralis minor m. deltoideus anterior

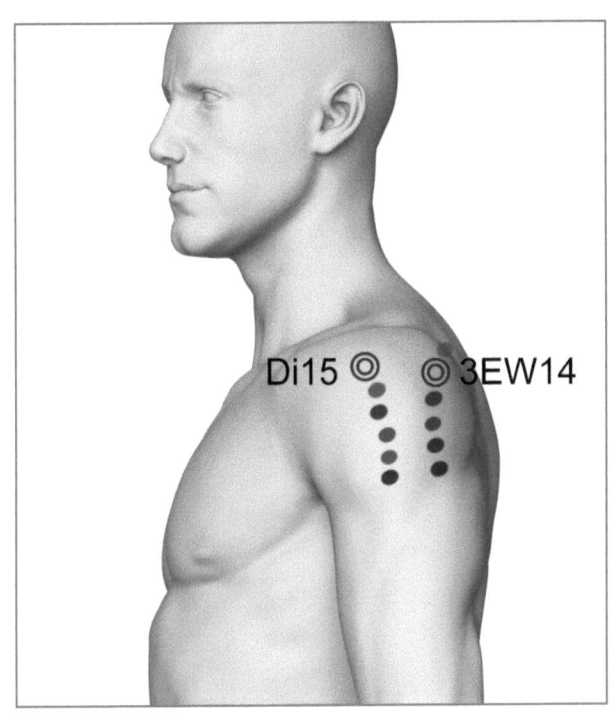

Punkt	Lokalisation	Muskeln
Di15	mittig im Gelenksspalt der Schulter, in einer Vertiefung bei angehobenem Arm	m. deltoideus medius
3EW14	am hinteren Gelenksspalt, in einer Vertiefung bei angehobenem Arm	m. deltoideus posterior m. supraspinatus

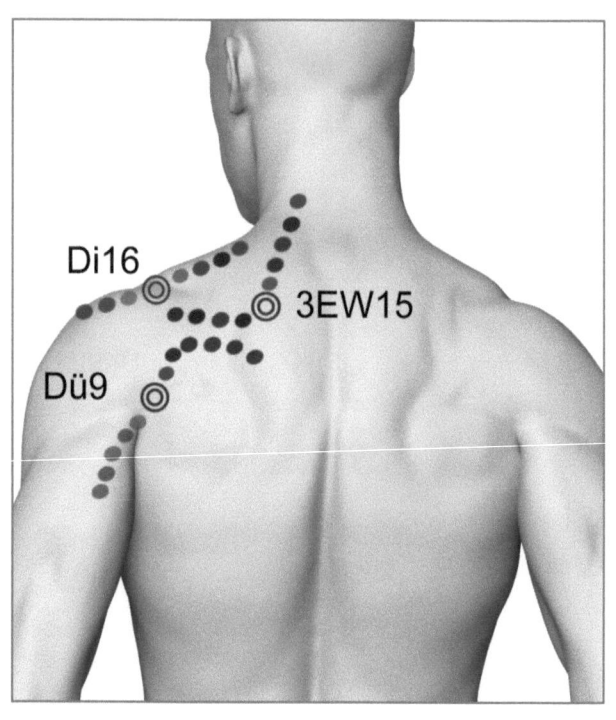

Punkt	Lokalisation	Muskeln
Di16	im Winkel zwischen Schulterblatt und Schlüsselbein, bereits am Weichgewebe	m. trapezius m. deltoideus medius
Dü9	1 Daumenbreite oberhalb der hinteren Achselfalte	m. trizeps brachii m. infraspinatus
3EW15	an der oberen, inneren Ecke des Schulterblatts – meist stark druckempfindlicher Punkt	m. supraspinatus m. levator scapulae

Nacken

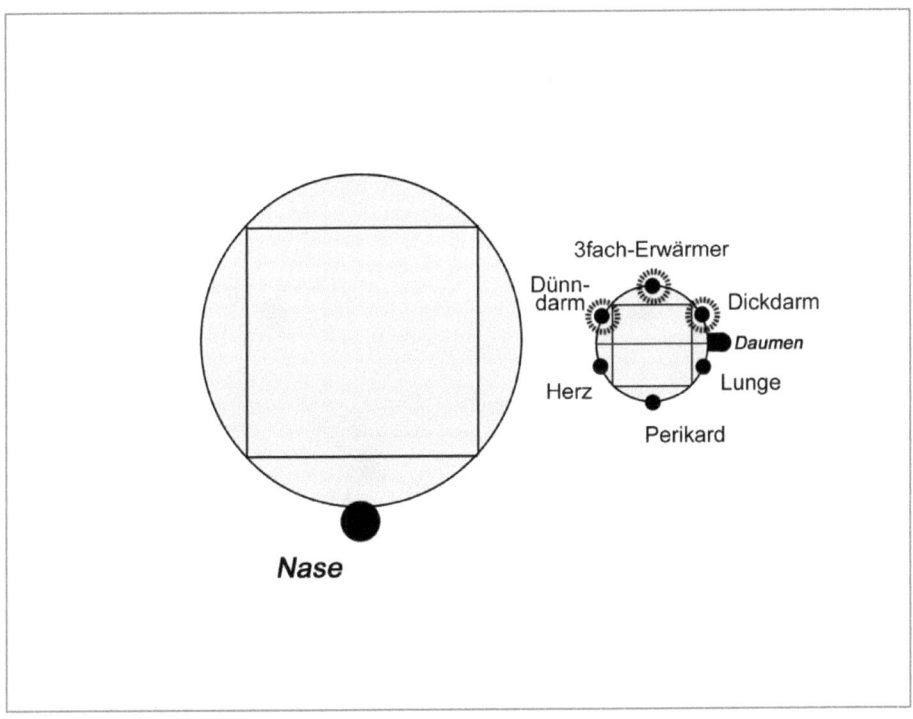

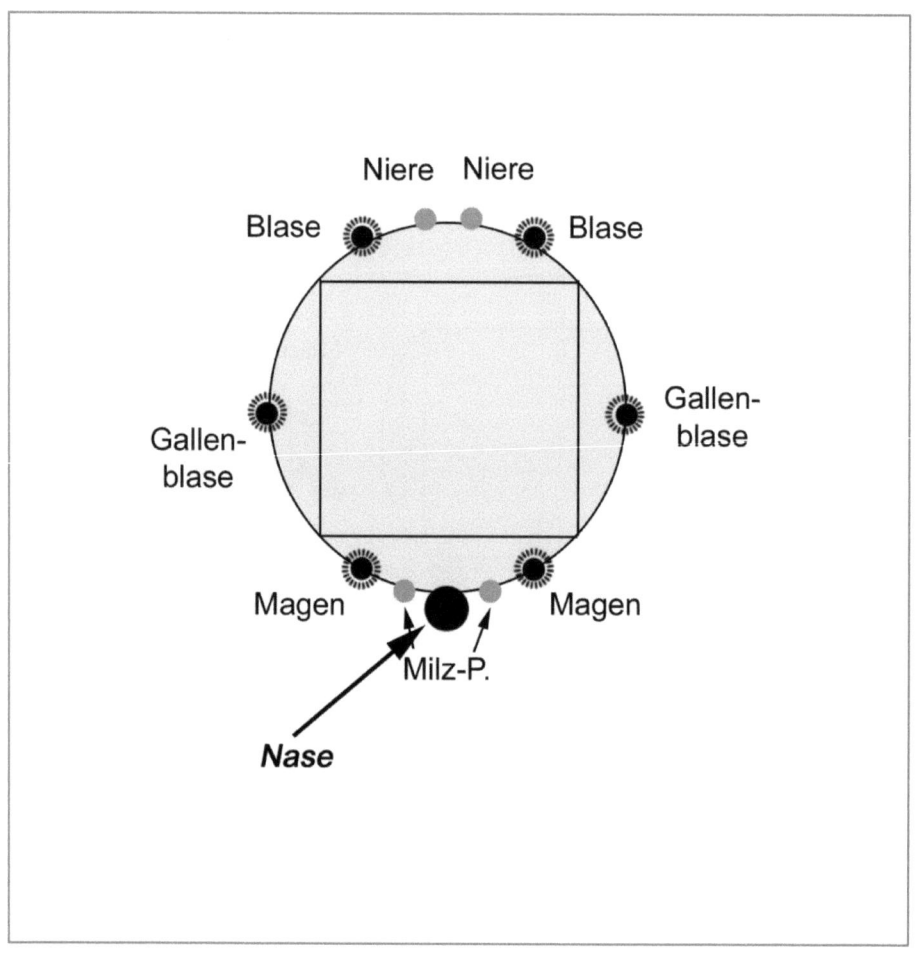

Ganzheitliche Zusammenhänge:

Der Nacken kann, vergleichbar mit dem oberen Rumpf, sowohl durch die Armtätigkeiten, aber auch durch die grundsätzliche Körperhaltung beeinflusst werden. Hierbei sind besonders Überlastungen der hinteren Arme in Betracht zu ziehen, welche in der Kombination mit einem Geierhals-Syndrom (Rundschultern und vorgeneigte Halswirbelsäule), noch stärker fühlbare Auswirkungen als im Bereich des Nackens haben können.

[94]

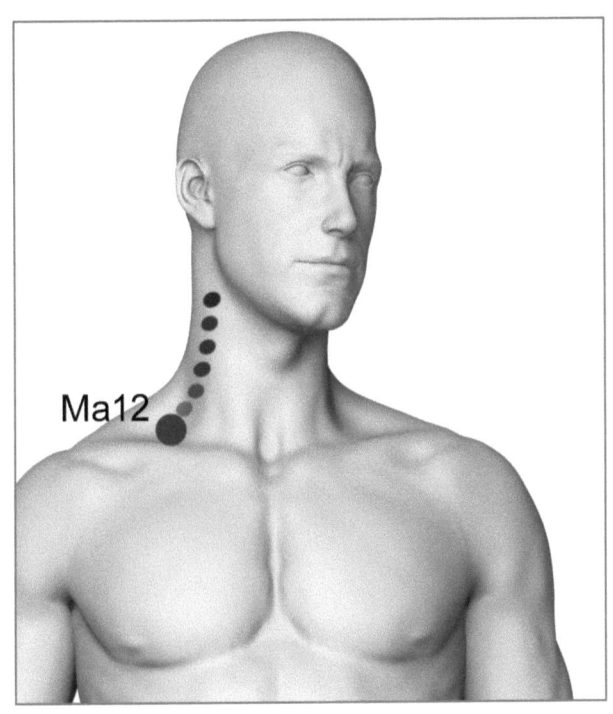

Punkt	Lokalisation	Muskeln
Ma12	auf halber Strecke des Schlüsselbeins, in einer Vertiefung darüber	m. scalenius anterior

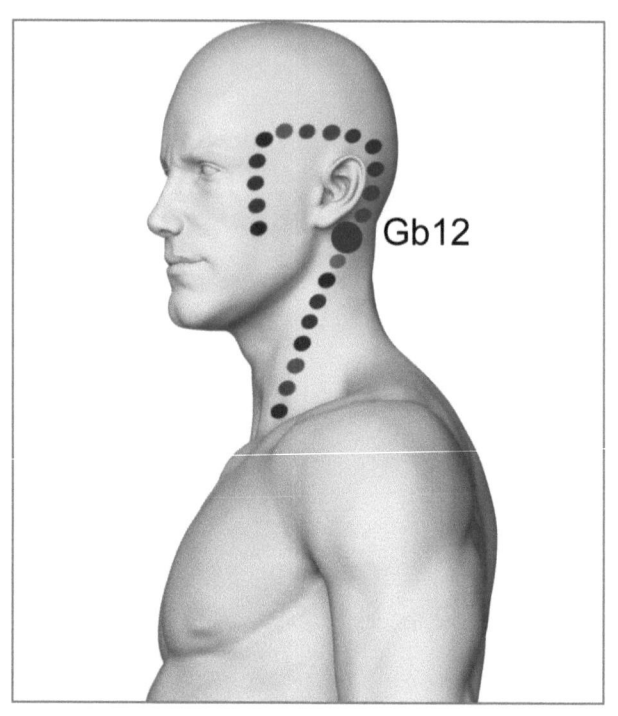

Punkt	Lokalisation	Muskeln
Gb12	hinter und unter dem Processus Mastoideus	m. sternocleidomastoideus m. temporalis m. masseter

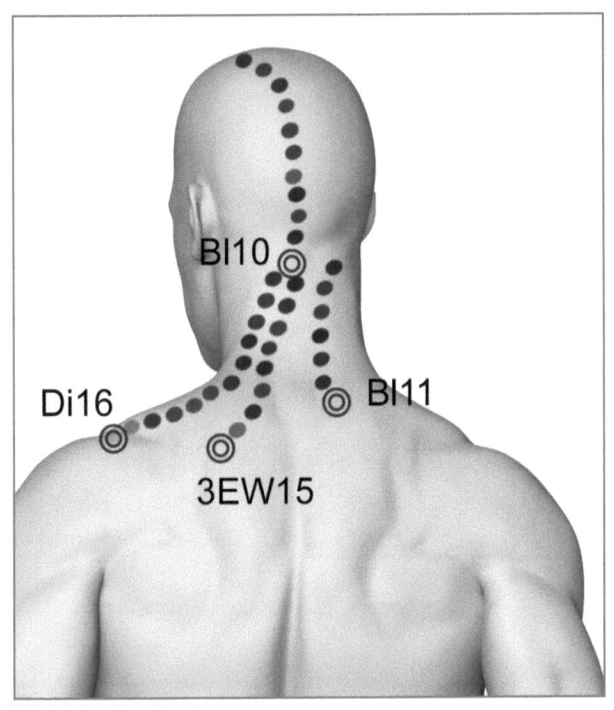

Punkt	Lokalisation	Muskeln
Di16	im Winkel zwischen Schulterblatt und Schlüsselbein, bereits am Weichgewebe	m. trapezius
3EW15	an der oberen, inneren Ecke des Schulterblatts – meist stark druckempfindlicher Punkt	m. levator scapulae
Bl10	direkt unter den Hinterhauptshöckern, links und rechts der Wirbelsäule	m. occipitalis
Bl11	1,5 Daumenbreiten links und rechts des ersten Brustwirbels	m. semispinalis capitis

Kopf

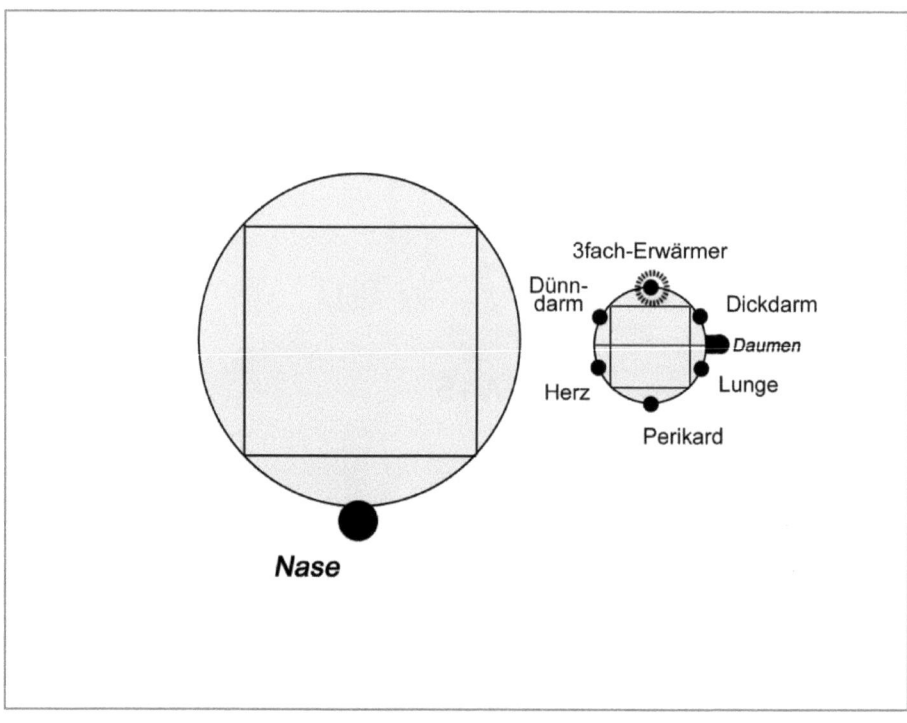

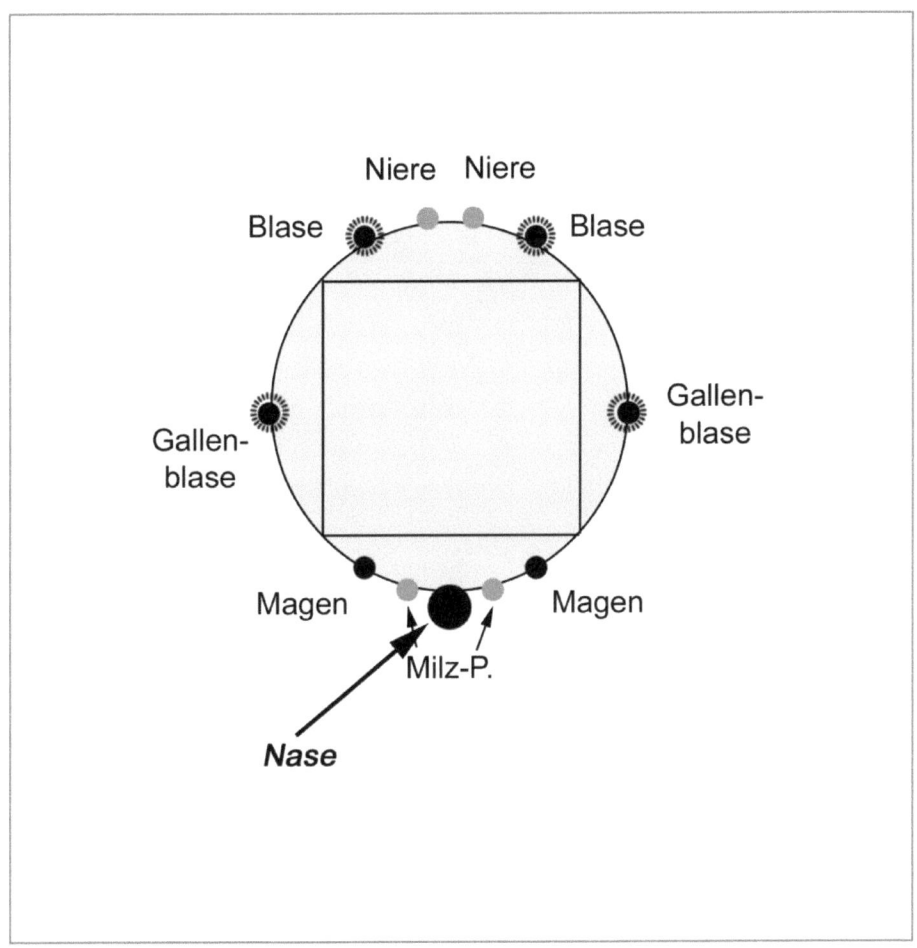

Ganzheitliche Zusammenhänge:

Der myofasziale Bereich des Kopfes steht in starker Verbindung mit den Spannungszuständen des Nackens und wird in der Regel von den funktionellen Disbalancen dessen Muskulatur beeinflusst, welche wie zuvor dargestellt, aus vielen Bereichen des Körpers stammen können.

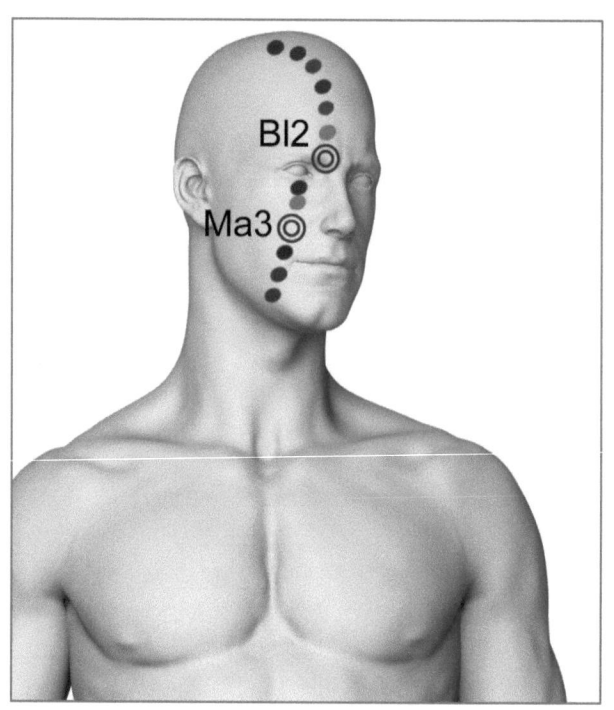

Punkt	Lokalisation	Muskeln
Bl2	am inneren Beginn der Augenbraue, in einer Vertiefung	m. frontalis
Ma3	direkt unter der Augenmitte, wenn man geradeaus blickt – auf Höhe des unteren Nasenendes	m. orbicularis oris

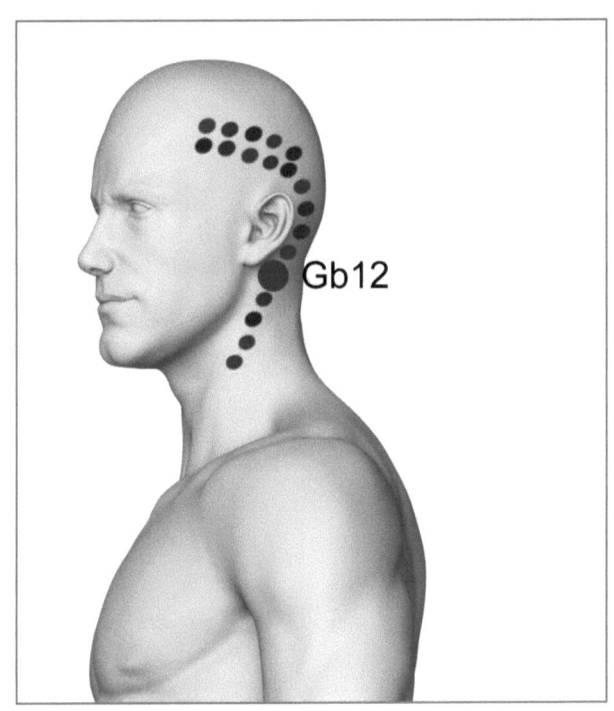

Punkt	Lokalisation	Muskeln
Gb12	hinter und unter dem Processus Mastoideus	m. sternocleidomastoideus m. temporalis

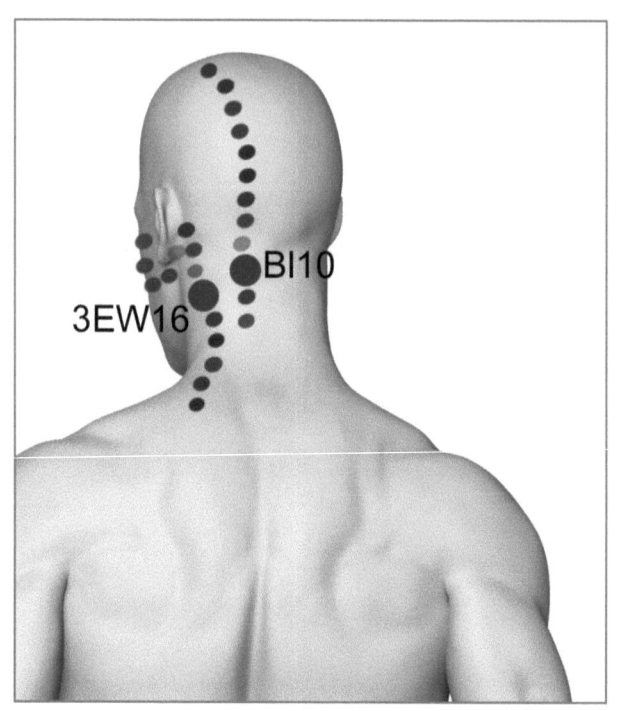

Punkt	Lokalisation	Muskeln
3EW16	2 Daumenbreiten unter dem Processus Mastoideus, am hinteren Rand des m. sternocleidomastoideus	m. pterygoideus lateralis und medialis
Bl10	direkt unter den Hinterhauptshöckern, links und rechts der Wirbelsäule	m. occipitalis

Ausgleichspunkte (Xi-Punkte)

Die Ausgleichspunkte, Spaltpunkte oder Xi-Punkte sind spezielle Akupunktur-Punkte der TCM-Meridiane, welche jeweils eine ganzheitlich spannungsausgleichende Wirkung auf alle Muskeln im beteiligten Meridian haben. Diese können bei komplexen und lange bestehenden muskulären Dysbalancen, aber auch bei akuten Funktionsstörungen im Meridian-Verlauf, sehr gute Erfolge erzielen, da sie alle Spannungen im Meridian wieder in ihre natürliche Relation bringen. Beeinflusst werden sie gleich wie die zuvor beschriebenen Akupunktur-Punkte – entweder mittels Selbstmassage oder Cross-Tapes.

Hier finden Sie eine Übersicht über alle 12 Xi-Punkte der myofaszialen Meridiane (je Meridian ein Punkt) – diese existieren ebenfalls symmetrisch auf beiden Körperhälften:

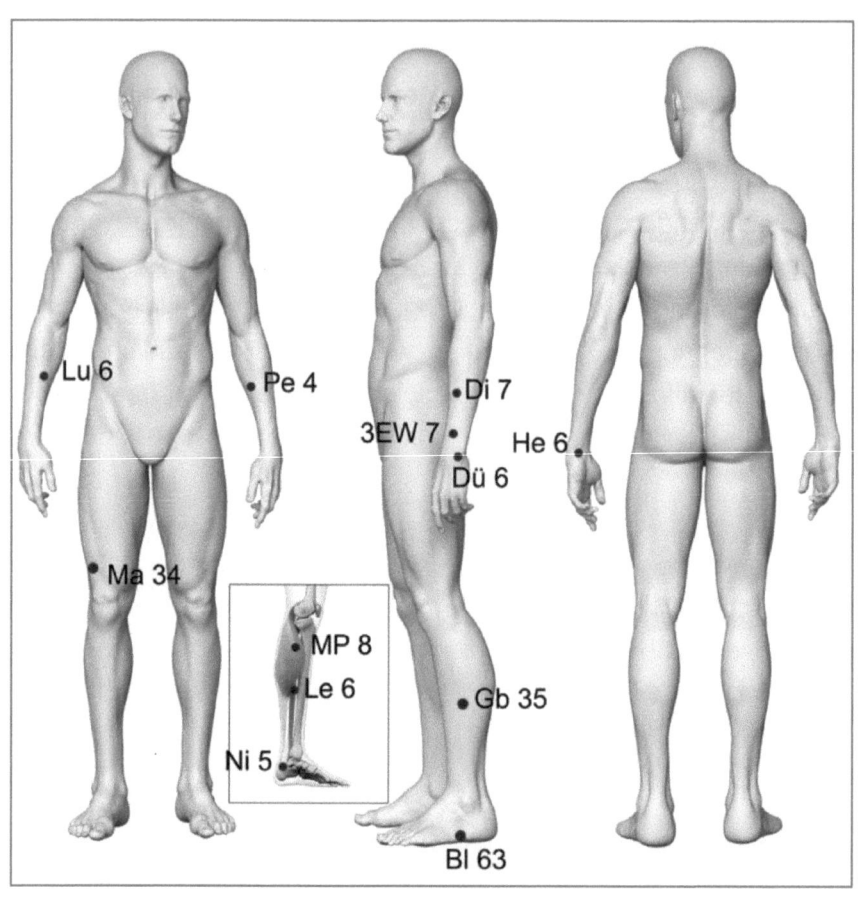

Punkt	Lokalisation
Bl 63	An der Außenkante des Fußes, hinter dem knöchernen Vorsprung des Mittefußknochens, in einer Grube
Ni 5	Zwischen Achillessehnenansatz und Wadenbein, direkt oberhalb des Fersenbeins
Gb 35	Auf halber Strecke zwischen äußerem Knöchel und tastbaren Kopf des Wadenbeinknochens
Le 6	Knapp über der halben Strecke zwischen innerem Knöchel und Gelenksspalt (direkt hinter dem Schienbeinknochen)

MP 8	3 Daumenbreiten unter der Kniekehlenfalte, bei gebeugtem Knie, etwas hinter dem Schienbeinknochen
Ma 34	2 Daumenbreiten oberhalb der äußeren Kniescheibenecke, bei gestrecktem Bein (Grübchen)
Dü 6	Auf der knöchernen Erhebung des äußeren Handgelenks
3EW 7	3 Daumenbreiten oberhalb der Handgelenksfalte
Di 7	1 Daumenbreite unter der halben Strecke zwischen Handgelenksfalte und Ellbogenfalte, bei 90 Grad gebeugtem Ellbogen
He 6	0,5 Daumenbreiten ober der inneren Handgelenksfalte
Pe 4	1 Daumenbreite unter der halben Strecke zwischen innerer Ellenbeugenfalte und der mittigen Handgelenksfalte
Lu 6	1 Daumenbreite oberhalb der halben Strecke zwischen Handgelenksfalte und Ellenbeugenfalte

Literatur-Verzeichnis

- Focks, Claudia et. al / Leitfaden Akupunktur / Urban & Fischer Verlag / 2014
- Gibbons, John / Muscle Energy Techniques / Lotus-Publishing / 2013
- Pape, Ulf / Praxis Thai-Massage / Sonntag-Verlag / 2009
- Myers, Thomas W. / Anatomy Trains: Myofasziale Leitbahnen / Urban & Fischer / 2015

Bildnachweise

Alle Bilder sind © by fotolia.com (unter Bearbeitung von Markus Hitzler) oder © by Markus Hitzler selbst.